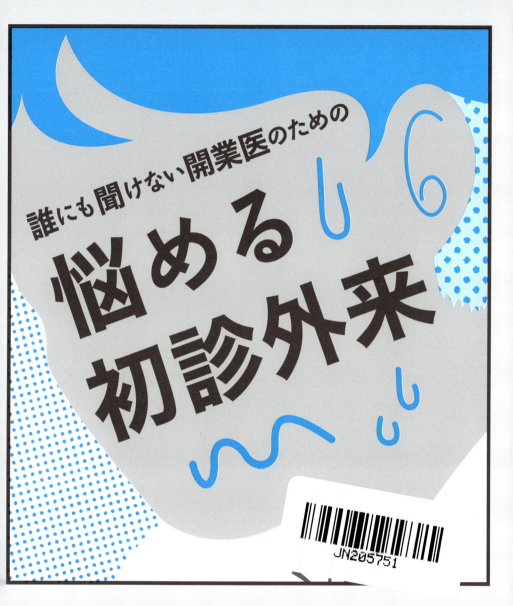

誰にも聞けない開業医のための
悩める初診外来

永井賢司　ながい消化器内科クリニック・院長

外来はイロイロあって上達する

株式会社 新興医学出版社

How Treatment to New Outpatients

Kenji Nagai

© First edition, 2019 published by

SHINKOH IGAKU SHUPPAN CO. LTD., TOKYO.

Printed & bound in Japan

はじめに

　医師になって43年余，医師人生のほとんどを内科臨床医として過ごしてきました。特に　ここ14年余を内科開業医として外来診療を実践する中で，「個々の患者さんの病態を見極めた上で適切な医療をしよう」「無駄な医療は止めよう」「自分の臨床能力を最大限に発揮し，開業医の役目を果たそう」「対症療法に堕しない」「患者さんの希望を聞いたうえで指導的立場で医療を行う」「患者さんを通じて経験し勉強したことを次に活かす」を根幹理念としてきました。

　ある患者が嘔吐・腹痛・下痢のためある内科医院を受診したところ，制吐剤，鎮痙剤および止痢剤を投与されました。5日経っても症状が改善するどころか，腹満，下痢，放屁，全身苦悶感がひどくなり当院を訪れました。大腸はガスのため高度に拡張し，中毒性巨大結腸の様相を呈していました。前医は本人の訴える症状を除くために対症療法を行ったわけですが，特に止痢剤によって重大な有害事象を誘発させてしまったのです。原因や病状を適切に把握評価することなく，不適切な治療を行ったことになります。

　ある時は，高齢の女性が当院を初めて受診しました。主訴は上腹部不快感でした。現病歴を問診すると，4ヵ所の医療機関に通院し，20種類以上の薬が処方されていました。薬剤の副作用の可能性が懸念されたため，「必要最小限の5種類の薬に絞って様子をみましょう」と説明しても納得せず，私の提案を受け入れることなくクリニックを出て行きました。彼女は残念ながらその後二度と当院を訪れることはありませんでした。高齢者の中には同時に多数の医療機関に通院し極めて多種類の薬剤を服用していることがあり，誰か一人の医師がかかりつけ医の立場で責任を持って薬の交通整理をしなければなりません。薬の無駄遣い，医療費の無駄遣いです。もちろん本人にとって薬害が起きるリスクが高まっています。

　大病院ではセット検査が横行しています。セット検査を行えば見落としが少ない，あるいは検査項目を選択する時間を省くことができるなどと考えてのことです。またもし重大な疾患を見逃したら大変だという医師側の強迫観念もセット検査が横行する要因の1つになっています。患者さんの症状を冷静に観察すれば，必要な検査項目を絞ることができるはずです。検査が何もできない夜間休日診療所では，なおさら病態に対する洞察力が求められます。医師は医療の専門家としての気概をもって，素人の患者さんと接することが必要です。もちろん患者さんにとって難しい医学用語をわかりやすく説明し，納得の上同意

してもらえるようにしなければなりません。「患者中心の医療」の真の意味を改めて問い直す必要を感じることがあります。治療方針を決定する段階で、いくつか選択肢がある場合、医師はその患者にとって最もよいものを選択し、患者側へ提示しなければなりません。医学知識のない患者が治療法を決定することは不可能です。患者側が選択した方針によって不都合な事態が発生した場合に、その責任を患者側に押しつけることはできません。医療に関して問題が発生した場合、医療側が当然全ての責任を負わなければなりません。

科学的証拠に基づいた医療「Evidence Based Medicine：EBM」がここ4半世紀いわれ続けています。データを重視してガイドラインに沿って医療を行っても、思いがけないトラブルや想定外の治療経過を辿ることをしばしば経験します。患者を一人の人間として総合的に評価し、きめ細かく治療計画を立てなければなりません。治療の途中で不都合な事態が発生したら、方針の変更を躊躇してはいけません。そのような場合には同様の症例を経験している先輩医師のアドバイスが重要となります。それこそ経験に基づく医療「Experience Based Medicine＝EBM」です。したがって医療技術が発達した現代に求められる医療は、科学的根拠に経験を加味した医療「Evidence & Experience Based Medicine＝EEBM」です。

勤務医として働いている時は、先輩医師の意見を聞く機会がありますが、開業医は自分だけで判断することを求められます。教科書や医学雑誌は診断名が決まってからの対応の参考になりますが、診断がついていない患者の症状経過から診断名を決定するには不向きです。隣の診察室で診療を行っている先輩医師に相談するときと同じように、一冊の本がアドバイスしてくれたら、本当に助かると思います。一人の医師が高だか40〜50年間に体得した経験や知恵はわずかであるとはいえ、成功はどうしたら生まれたか、失敗はどのようなミスから発生したかを学ぶことは、きっと自分と同じ道を歩む後輩にとって役立つものとなるはずです。

診療所の外来でよく遭遇する患者の訴えや相談項目を挙げ、それぞれの診断や治療の要点をまとめてみました。診断や治療方針の決定に迷ったときに参考にしてください。また診療の合間に読み物として流し読みしてくださっても結構です。

永井賢司

Contents　悩める初診外来

1	風邪症候群	10
2	嗄声	14
3	発熱	16
4	頭痛	25
5	めまい	29
6	咳嗽・痰	33
7	血痰	36
8	胸痛・背部痛	38
9	喘鳴	43
10	動悸	46
11	腹痛	49
12	吐き気・嘔吐	58
13	黄疸	62
14	下痢	65
15	便秘	70
16	消化管出血	72
17	食欲不振	78
18	嚥下困難	81
19	食べ物のつかえ感	83
20	胸焼け・呑酸	85
21	胃切除後症候群	87
22	体重減少	90
23	浮腫	93
24	頸部リンパ節腫脹	97
25	高血圧症	99
26	心肥大	103
27	心電図異常	105
28	貧血	107
29	肝機能異常	110

30	脂質代謝異常	113
31	高血糖	116
32	肥満	119
33	蛋白尿・腎機能低下	122
34	血尿	125
35	高尿酸血症	127
36	電解質異常	129
37	骨粗鬆症	132
38	疼痛性疾患	134
39	慢性疲労	137
40	花粉症	139
41	もの忘れ	141
42	不定愁訴	143
43	不眠症	145
44	月経困難症・生理不順	148
45	慢性湿疹・アトピー皮膚炎・尋常性乾癬	150
46	排尿障害	152
47	こむら返り	154

附録① 漢方処方のヒント ……………………… 156
附録② 本文中で紹介したおもな漢方薬 ……… 158
附録③ 漢方参考BOOKS ……………………… 161

索引 …………………………………………… 164

悩める初診外来

1 風邪症候群

Common knowledge

風邪症候群と呼ばれる疾患の病態は様々である。本症候群には，急性咽頭炎，急性鼻咽頭炎，急性扁桃炎，急性副鼻腔炎，慢性鼻炎や慢性副鼻腔炎の急性増悪，副鼻腔気管支咳候群，急性気管支炎，インフルエンザ，伝染性単核症，急性喉頭蓋炎，急性中耳炎などが含まれる。主病変がどの部位にあるかを見極めた上で，きめ細かな対応をしなければならない。また同一患者でも，例えば発病初期には咽頭痛と水様鼻汁，数日後からは粘調痰と発作性の咳き込み，遷延期は頑固な咳嗽というように症状が変化するので，患者の訴えを十分聴取した上で，治療方針をその都度変更しなければならない。また初期治療を誤ると治療期間が長引き，医師と患者との信頼関係を損ないかねない。風邪症候群に適切に対応することは開業医にとって「イロハのイ」であるとともに，初診患者の信頼を得るための重要なポイントである。

Must do

いつ頃から，どのような症状が始まり，どのような経過を辿り，現在はどのような症状があるかを手短に問診し，どの病期にあるか，何が主症状かを把握する。風邪には漢方薬がよく効くので葛根湯①のほかにもいくつかの基本の処方を知っておくと診療の幅が広がる。1〜2日前から咽頭痛と水様鼻汁，咽頭痛と頭痛の場合，漢方ではそれぞれ小青竜湯⑲，葛根湯①が身体に合う状態と判断して問題ない。突然の悪寒と筋肉痛を訴える場合は麻黄湯㉗が合うが，単なる風邪の初期かインフルエンザかを鑑別しなければならないので，迅速インフルエンザ抗原検査を行う。倦怠感を強く訴える場合は急性肺炎の可能性も考慮して胸部単純 X 線撮影を行う。

●基本の処方

①発病初期で頭痛と咽頭痛が主症状

葛根湯①がよい適応である。ただし葛根湯①の構成生薬の麻黄に含まれるエフェドリンは，膀胱括約筋を弛緩させるのと同時に排尿括約筋を収縮させるので，排尿困難となる可能性があり，特に高齢男性では禁忌と考えた方が無難である。高齢女性では麻黄附子細辛湯㉗がよい適応である。

②発病当初から高熱，寒気，倦怠感，関節痛筋肉痛が主症状

このような症状が揃えば，まずインフルエンザを念頭に置いてインフルエンザ抗

1 ● 風邪症候群

原検査を行う。血液一般検査や胸部X線検査を行う。インフルエンザ検査が陽性であれば，抗ウイルス薬（当院ではリレンザ®5日分）および麻黄湯㉗3包を3日分処方する。インフルエンザ検査が陰性であり，かつ胸部X線写真で肺炎を思わせる陰影がなければ，急性気管支炎あるいは風邪の初期と診断し，抗菌薬および麻黄湯㉗を3日分および解熱剤を頓用で処方する。肺に陰影を認めれば急性肺炎として治療を直ちに始める。

③発病初期で水様鼻汁とくしゃみが主症状

　小青竜湯⑲のよい適応である。くしゃみを伴い花粉症が疑われる場合にも有効である。花粉症検査を急ぐ必要はない。花粉症の既往が明らかで，またその可能性が否定できない場合は抗アレルギー薬を併用してもよい。高齢男性の場合，小青竜湯⑲も排尿障害を誘発する可能性があるので，慢性副鼻腔炎・鼻炎の薬である辛夷清肺湯⑭を処方してもよい。あるいは香蘇散㉘単独でも奏功することがある。

④高熱，強い咽頭痛，嚥下困難が主症状

　扁桃腺の発赤腫大と表面の白苔が確認されれば急性扁桃炎である。比較的若年者で頸部リンパ節腫脹，倦怠感，食欲不振などの全身症状を伴えば伝染性単核症も考慮する。しかし当初から溶血性連鎖球菌などの細菌感染が原因か，あるいはEBウイルス感染が原因かを鑑別することは困難であるので，白血球数・白血球像の他に，肝機能検査・VCA-IgG・ENBA-IgGを検査し，セフェム系抗菌薬を点滴投与する。セフェム系およびクラリスロマイシンの両者を4～5日分処方する。解熱剤も頓用で処方する。小柴胡湯加桔梗石膏⑩はうつ熱と左胸脇苦満（巻末付録①参照）がある時によい適応である。呼吸困難を訴える場合は急性喉頭蓋炎を想定して，耳鼻咽喉科の専門医へ紹介すべきである。

⑤発症して数日経過しても喀痰と咳が続く

　全身倦怠感や高熱を伴わず，特に夜寝床に入って横になると痰を喀出しようとして激しく咳き込む場合，急性鼻炎・急性副鼻腔炎・慢性副鼻腔炎・副鼻腔気管支症候群などを疑い，副鼻腔X線撮影（ウォーターズ）および胸部X線撮影を行う。副鼻腔気管支症候群では右下肺の気管支拡張像を認めることがある。慢性副鼻腔炎に準じた治療を行う。

⑥治癒が長引き空咳が続く

　風邪症候群初期の症状が改善した後に空咳のみが続くことがある。咳が続くと左右腹直筋のいずれかあるいは両方の緊張が続くことがある。右胸脇苦満があれば柴胡桂枝湯⑩，左あるいは両側の胸脇苦満があれば小柴胡湯⑨をそれぞれ数日間服用させる。左右とも胸脇苦満がみられない場合は麦門冬湯㉙を数日間服用してもよ

い。対症療法として鎮咳薬を漫然と続けるのは差し控えた方がよい。ACE 阻害薬を服用中の場合は，その副作用の可能性を考慮し対応する。特に風邪症候群の症状なしに空咳が遷延する場合，咳喘息やアトピー咳嗽を念頭に置いて，気管支拡張薬やステロイド吸入を試み，その治療効果を確認してもよい。

⑦咳嗽喀痰などの症状が 2 週間以上続く

　咳が続いていても倦怠感はなく日常生活に支障がない場合は，上気道感染が病態の中心であると考えてよい。痰を喀出するために咳き込むものは副鼻腔気管支症候群を念頭に置いて診断を進める。倦怠感が強い場合は肺結核を始めとする慢性呼吸器感染症を念頭に置き，胸部 X 線写真で確認する。異常陰影を認める場合，早急に胸部 CT 検査を行い，病院の呼吸器科へ紹介する。肺結核の可能性が強いと判断した場合，二次感染を防ぐため結果が出るまでは自宅待機とし，結果が判明したら隔離病棟のある病院へ直接紹介した方がよい。

Warning!!

①PL 顆粒

　PL 顆粒などの総合感冒薬が安易に投与されているケースが多い。以前 PL 顆粒を服用してから車を運転し人身事故を起こした事件が報道された。筆者自身も PL 顆粒を服用して車を運転し，信号待ちした時に信号機が上下に揺れていると錯覚に陥った経験がある。

②うつ熱

　うつ熱の有無の確認には患者さんに「今，温かいものを飲みたいですが？　冷たいものを飲みたいですか？」と質問し，冷たいものを飲みたいと答えたら，うつ熱ありと判断して間違うことはない。その場合，小柴胡湯加桔梗石膏⑩のような体を冷やす漢方薬を処方する。一方温かいものを欲する場合は体の冷えがあると判断し，体を温める漢方薬，例えば麻黄湯㉗や葛根湯①の処方を考える。

③EB ウイルス感染

　急性扁桃炎を診た時に溶連菌感染など細菌感染のみを想定して EB 感染に伴う伝染性単核症を見逃してはいけない。血液検査項目として肝機能検査，EB ウイルス抗体（VCA-IgG および ENBA-IgG）および白血球像を追加し，セフェム系およびマクロライド系抗菌薬を同時に投与する。

1 ● 風邪症候群

症例1　60歳代男性　　風邪症候群のようだが重症感が気になる

　高血圧症のため当院に通院中。受診数時間前から，悪寒・倦怠感・熱発がみられ夕方の診療時間に来院。インフルエンザ初期，あるいは急性肺炎を疑い，インフルエンザ抗原検査および胸部単純X線検査を施行し，採血と抗菌薬の点滴を行った。インフルエンザ抗原検査は陰性であったが，胸部写真では少量の左胸水を認めた。早速胸部CT検査を行ったところ，心臓と左横隔膜の後に広範な浸潤影を認めた。胸部写真を見直すと心臓にわずかなシルエットサインを認めたが，CT像は予想以上のものであった。フロモックス®とミノマイシン®を内服し5日後には軽快した。強い倦怠感があったことから，重症疾患の存在を念頭に置いて検査を進めることの重要性を痛感した。

症例2　70歳代女性　　風邪症候群のようだが，インフルエンザかも

　2日前から咽頭痛と鼻汁，前日37.3度の微熱あり。インフルエンザが流行し始めた時期であったため，問診すると，多少の倦怠感と関節痛を伴っているとのこと。急性肺炎とインフルエンザを念頭に迅速インフルエンザ抗原検査と胸部X線撮影，血液一般検査およびCRP検査を行い抗菌薬の点滴投与を行った。結果的にはインフルエンザB型であり，リレンザ®と麻黄湯を処方した。症状が典型的ではない場合もあるので注意が必要である。

MESSAGE

風邪症状だからといって，総合感冒薬を安易に処方すべからず！
早急で確かな鑑別診断が絶対に重要。

お悩み相談・薬が合わないと訴えられたら

　処方薬剤で気分が悪くなったと訴えられた場合，その患者の体質に合わない薬剤を自分が選択してしまったと考え，服薬を直ちに中止すべきである。その薬剤の重大な副作用を経験したことがないから大丈夫と思い込まないことである。このことを著者は深く肝に銘じている。なぜなら強烈な症例を経験したことがあるからである。

　日常診療においてごく当たり前に処方されている薬剤を服用してから前ショック状態に陥った患者が救急外来を受診した。その時は一命を取りとめたが，原因究明が不十分のまま日時が経過し，他科の医師が同じ薬剤の注射用薬を静注したところ突然ショック状態となり死亡した。その後全力で原因究明をしたところ，世界で数例しか報告例がないような稀な過敏症体質であったことが判明した。

2 嗄声

Common knowledge

●嗄声の基本

　声帯の形態的あるいは機能的異常，咽喉頭や鼻腔の炎症などによって，声の質が変わった場合，「声が枯れた」と訴え来院する。開口して観察できるのは中咽頭後壁，アデノイド，扁桃腺およびその周囲に限られる。風邪症状に伴う一時的な嗄声を生じた場合は必ずしも声帯観察を行う必要はない。長期間にわたって嗄声のみを訴える場合は声帯の観察が必要である。その場合は耳鼻咽喉科の専門医に紹介する。声帯の運動は反回神経に支配されていて，その経路が障害されると声帯の運動が円滑に行われなくなり嗄声を生じる。内科的に反回神経麻痺を起こす可能性のある疾患を見逃してはいけない。

●原因疾患

　急性咽頭喉頭炎，急性喉頭蓋炎，声帯ポリープ，喉頭癌，縦隔腫瘍（胸腺腫による重症筋無力症），サルコイドーシスなどによる肺門リンパ節腫大，肺門部や縦隔に浸潤した肺癌，多発血管炎性肉芽腫症（ウェゲナー肉芽腫症）などがある。

Must do

●基本の検査

　胸部単純X線撮影を行い，特に肺門部陰影に注意する。疑問があれば胸部単純CT検査を行う。経鼻細径上部消化管内視鏡が扱えるならば，鼻腔・咽頭・喉頭・喉頭蓋・声帯などを観察する。

●基本の処方

　原疾患の治療を行う。肺癌など重大疾患が原因と考えられる場合は病院の呼吸器科へ紹介する。

2 ● 嗄声

症例　70歳代男性　　鼻腔内を視察すると異様な結節が‼

　約2ヵ月前から水様鼻汁，約1ヵ月前から嗄声と嗅覚の低下が続くため来院。胸部単純X線検査では反回神経麻痺の原因となるような肺門部病変は否定された。次に声帯の運動を観察する目的で，経鼻上部消化管内視鏡検査を行った。まず左鼻孔から内視鏡を挿入すると，上鼻道に多数の結節性病変が集簇していた。粘膜表面に発赤や粘膜の粗造がみられ肉芽腫性病変を疑い耳鼻咽喉科へ紹介した。左鼻孔から内視鏡を挿入したため偶然病変を発見できた。病変が対側鼻腔に存在した場合は発見できなかったと思うと冷や汗が出た。長く続く嗄声で，内科的に反回神経麻痺を否定できたら，早めに耳鼻咽喉科へ紹介した方が無難である。

　ところでウェゲナー肉芽腫は，抗好中球細胞質抗体（ANCA）が病態に関連する小型血管炎の1つで，近年多発血管炎性肉芽腫症（GPA）と呼ばれるようになった。本症では長引く鼻汁と嗄声あるいは鼻閉塞が主症状であることがあり，通常の鼻炎や副鼻腔炎として治療しても症状の改善がみられなければ，本症の存在を念頭に置いて早めに耳鼻咽喉科専門医へ紹介する。

MESSAGE

長引く嗄声には重大な疾患が潜んでいる可能性に注意すべし！

お悩み相談：サプリメント

　多くの患者からサプリメントやビタミン剤を常用することの可否について質問される。医師として，根拠のある説明をしたい。「飢餓に苦しみ満足に食料が得られない状態を除いて，サプリメントやビタミン剤は必要ではない」「余程の偏食でなければ，ビタミンが不足することはない」「サプリメントを全く摂取しない多くの人が健康である」という事実をきちっと説明することが重要である。まれではあるが，ウコンが肝臓に良いという情報を得て，これを継続して摂取したことによって肝障害を発症した女性患者，クロレラが糖尿病によいと聞いて，通院治療を中断した高齢女性患者を直接経験した。医学的には検証されていない，根拠のない民間療法的な情報については相談者にはっきり説明することが大切である。

3 発熱

Common knowledge

●発熱の基本

開業医の外来を訪れる発熱患者で頻度が高いのは，呼吸器系・胆道系・尿路系感染症である。まれではあるが血液疾患・内分泌疾患・自己免疫疾患・中枢神経系疾患なども発熱の原因となるので，発熱以外の臓器特有の症状，発熱の程度，病悩期間なども考慮して診断を進める。発熱は患者本人にとって消耗が激しく不安感も強い。不明熱という病名をつけて解熱剤を用いるだけの対症療法に堕してはいけない。病名を確定して根本的に治療することが求められる。

一方微熱が数週間にわたって続くものの，原因を明らかにできない症例にしばしば遭遇する。患者は発熱以外の訴えはなく元気であり，全身性消耗性疾患を疑うような所見は見当たらない。視床下部の体温調節中枢の言わばサーモスタットが37度台前半あたりに設定されていると推定される。患者にはほかに症状がなければ神経質になりすぎないように指導する。

Must do

●基本の対応

問診が重要である。いつ頃から始まったか，発熱の程度，1日の中でいつ頃が高いか，発熱以外の症状（例えば風邪症状，呼吸器症状，腹部症状，腰背部痛，筋肉関節痛）などを詳しく尋ねる。理学的所見も重要である。咽頭所見，頸部所見，胸部所見，腹部所見，特に圧痛の有無，腎部の殴打痛や側胸部の殴打痛を確認する。

問診と理学的所見によっておおよその見当をつけてから検査項目を選択する。呼吸器系を疑えば胸部単純X線検査，胆道系であれば腹部超音波検査，尿路系であれば尿検査を行う。次に血液検査を行う。白血球数，CRP値は必須である。炎症の主座がどこにあるかによって項目を絞って検査をオーダーする。

これらの検査で原因を特定できない場合は，まれではあるが診断に難渋する疾患を念頭に置き，理学的所見を取り直す（甲状腺の圧痛，肝の殴打痛など）。

●基本方針

①脳神経系疾患

脳炎・髄膜炎・脳膿瘍などでは頭痛や傾眠などの症状も現れる。意識レベルやバ

3 ● 発熱

イタルをチェックし，これらの疾患が疑われたら直ちに病院の神経内科へ紹介する。ヘルペス脳炎や髄膜炎などは重篤な経過を辿ることがあり，開業医が治療にあたることはできない。研修医時代に当直をしていたとき，発熱のない小児のウイルス性髄膜炎を経験したことがある。元気がなく，母親の呼びかけに反応しなかったため，小児科の上司に相談し直ちに入院とした。病室のベッドサイドで髄液を採取し顕微鏡検査したところリンパ球増加がみられ，ウイルス性髄膜炎と診断できた。本来子どもは元気であり，40度近い発熱があっても走り回っている場合は重篤な疾患の可能性は低い。発熱がなくてもグッタリしている場合は，髄膜炎など緊急性を要する疾患に罹患している可能性があると想定して病院の小児科へ紹介すべきである。

②上気道疾患

　粘調鼻汁・鼻閉塞を伴えば，急性化膿性副鼻腔炎を疑い，副鼻腔X線検査を行い，上顎洞や前頭洞のX線透過性の減弱を確認し，辛夷清肺湯⑭あるいは荊芥連翹湯㊿およびクラリスロマイシンを5日間程度処方する。耳痛を訴えれば中耳炎あるいは外耳道炎を疑う。耳介牽引痛あるいは耳珠圧迫痛があれば外耳道炎を疑う。中耳炎の原因は耳管狭窄にあり，さらにその原因は慢性鼻炎・副鼻腔炎であるので，上記のような副鼻腔炎治療を行う。治療が難航すれば専門医へ紹介する。咽頭痛が強い場合は急性扁桃炎や急性喉頭蓋炎を疑う。急性喉頭蓋炎は呼吸困難感が強く不幸な転帰を辿ることがあり重症疾患と認識し，できれば耳鼻咽喉科の常勤専門医がいる病院へ速やかに紹介する。扁桃炎は嚥下困難感が強い。原因菌は溶連菌が多いが，若年者ではEBウイルス感染による伝染性単核症の1症候の場合も念頭に置き，検査と治療を進める。

③インフルエンザなどの感染症

　インフルエンザの流行時期に，高熱のほかに，悪寒・倦怠感・筋肉関節痛を訴えれば本症を疑い迅速インフルエンザ抗原検査を行う。通常15分以内に判定できる。当院ではリレンザ®吸入5日間および麻黄湯㉗3日間の処方を行っている。主に小児に発症する麻疹，風疹，流行性耳下腺炎などが成人に発症する場合もあるので，発疹を含め詳しい理学的所見が必要である。一般的にインフルエンザの症状はA型で強く，B型で若干軽い。また高齢者では発熱の程度が軽いので，見逃されやすい。インフルエンザの流行期には，普通感冒かどうか迷う場合も，積極的に迅速インフルエンザ抗原検査を行った方がよい。

④下気道疾患

　倦怠感が強く咳嗽・喀痰があれば，急性肺炎を疑う必要があるので必ず胸部X線検査を行う。近年，いわゆる市中肺炎は入院せず外来通院で治療する傾向にある。

ただし動脈血酸素飽和度が低ければ重症化の恐れがあり，病院へ紹介した方が無難である。中等症以下であれば，まず血液一般検査やCRP検査と同時に肺炎マイコプラズマ抗体を測定する。マイコプラズマ肺炎ではセフェム系が無効でありミノマイシン®も併せて投与する方が安全である。咳嗽に対しては鎮咳薬を用いてもよいが，多くの鎮咳薬あるいは麻黄を含む漢方薬は尿閉の原因となり，高齢男性患者では用いない方がよい。倦怠感が強く食欲も低下している場合は，補中益気湯⑪を併用するとよい。微熱が続く場合，まず肺結核を疑う。ただし粟粒結核では高熱を呈することもあり，胸部単純X線検査や胸部CT検査が重要である。結核症の患者は隔離病棟へ収容する必要があり，病院の呼吸器科に紹介する場合はその旨を説明し，どの病院へ紹介すべきか相談する。排菌している活動結核患者の搬送は家族の自家用車か，隔離患者専用車両で行わなければならない。感染の恐れがあるため救急車やタクシーは使えない。

⑤消化器系疾患

最も頻度が高い消化器系発熱性疾患は胆道感染と感染性胃腸炎である。それぞれ右季肋部痛や下痢など特有の症状があり診断は比較的容易である。一方発熱以外に症状が乏しく診断が遅れる可能性のある疾患に肝膿瘍がある。通常の腹部触診ではその存在を想定できない。肝臓に接する右肋骨下部を叩打すると響くような痛みを訴える。腹部超音波検査とCTを行う。治療には超音波ガイド下穿刺ドレナージが必要であり，病院の消化器科へ紹介すべきである。また蜂窩織炎以上に進展した急性虫垂炎では高熱を呈する。これらはすべて外科手術の適応であり，右下腹部に高度の圧痛がみられたり，CTで炎症性腫瘤がみられる場合は直ちに外科病院へ紹介すべきである。また結腸憩室炎でも発熱するが，抗菌薬の投与で軽快する。

⑥泌尿器系疾患

最も頻度の高い発熱の原因となる疾患の1つは急性腎盂炎である。左右いずれかの腎部を叩打すると疼痛を訴える。尿検査で蛋白陽性であれば細菌学検査を行う。脱水傾向にあるので抗菌薬の点滴静注を行い，最低5日間は抗菌薬の内服を続ける。その他に腎膿瘍や腎梗塞など局在性疾患もあり，可能であれば超音波検査やCT検査などの画像診断も行った方がよい。

⑦婦人科系

子宮付属器炎から骨盤腹膜炎へ進展すると発熱を生じる。超音波検査やCT検査を行い，診断を確定する。婦人科医に紹介しなくても抗菌薬投与のみで完治が望めることがある。

3 ● 発熱

⑧循環器系

　発熱を呈する疾患は限定される。先天性心疾患や弁膜症のある患者では，菌血症が起きやすく急性心内膜炎に進展することがある。急性心内膜炎は重症疾患であり入院治療が必要である。急性心外膜炎も発熱疾患である。胸痛を訴える患者で発熱を伴う場合には，本症は考慮すべき疾患の1つである。胸部単純X線検査にて心胸郭比の拡大を確認する。前回撮影した画像と比較するとよい。できれば心エコーを行い心嚢液の存在を確認する。心不全症状が強ければ超音波ガイド下心嚢液穿刺排液が必要であり，本疾患が疑われる場合は病院の循環器内科へ紹介した方が無難である。

⑨内分泌系疾患

　亜急性甲状腺炎，バセドウクリーゼ，抗甲状腺薬の副作用による無顆粒球症が内分泌疾患による発熱の代表的疾患である。亜急性甲状腺炎は診断困難な不明熱の原因疾患の1つである。多くは1～2週間39～40度の高熱が続き，医療機関を受診しても診断が確定されないまま適切な治療を受けずに放置されている場合がある。病初期には甲状腺が多少腫脹し頸部痛を訴える場合があるが，本症を念頭に置かないで漠然と診察していると「感冒初期の頸部痛」と判断され見過ごされやすい。初期には血液中の甲状腺ホルモンレベルの軽度上昇がみられるが，その時期を過ぎると正常範囲内に戻ってしまう。唯一血液検査異常はCRP値の高値である。本症を疑ったら，FT3，FT4，およびCRPを測定し，解熱を図るため，アスピリンあるいはインドメサシンの内服を行う。バセドウ病患者が発熱，頻脈，血圧上昇さらに意識障害をきたした場合はバセドウクリーゼを想定し，早めに病院の内分泌科へ紹介する。バセドウ病患者に対してメルカゾール®あるいはプロパジール®の投与を開始する際に，必ず無顆粒球症について説明しなければならない。咽頭痛と40度近い高熱を突然発症した場合，すぐに来院するように指示する。急性扁桃炎を否定できれば，本症を疑い強力な抗菌薬治療あるいはG-CSFの投与をすぐに開始しなければならないので病院の内分泌科へ紹介すべきである。

⑩自己免疫疾患

　原因特定が比較的困難であり，当初は不明熱として治療を進める場合が多い。IgA血管炎（ヘノッホ・シェーンライン紫斑病）では足背などに紫斑が出現する前に腹痛と発熱が出現する場合がある。原因不明のまま対症療法のみで経過観察していると，小腸穿孔など重篤な病態に陥る可能性があり，ステロイド治療を早急に開始する必要がある。また皮膚筋炎あるいは多発性筋炎の初発症状が高熱の場合がある。筋肉痛を訴えない場合は診断が困難である。皮膚あるいは横紋筋の生検にて診断を確定するが，ほかの発熱の原因疾患が否定されれば，ステロイド治療を開始し

19

てもよい。

⑪血液疾患

　白血病や悪性リンパ腫では腫瘍細胞から発熱物質が放出されて発熱するが，免疫機能の低下による感染症の合併も発熱の原因となる。血液一般検査や血液像の異常，頸部リンパ節腫大，脾腫，説明ができないような倦怠感が続く場合には，血液疾患を想定し病院の血液内科へ早めに紹介する。

⑫固形がん

　突然発熱する場合がある。特に感染兆候がない場合，固形がんの中心部が乏血のため壊死し，その壊死物質が体内へ吸収される過程で発熱すると考えられている。ボルタレン®坐薬など解熱剤の投与のみでコントロールできる。

⑬薬剤による発熱

　インターフェロンやPTHなど生体内生理活性物質を医薬品として投与した場合に発熱反応が起きる。ほかに原因がなければ，注射してから発熱するまでの時間を割り出して，発熱しないように前もってアセトアミノフェンを服用するとよい。

⑭悪性症候群

　突然の高熱と意識障害に遭遇した場合，脳炎や髄膜炎のほか，悪性症候群を念頭に置く必要がある。神経シナプスの接続がオフになった時に発症する。すなわち，その患者にとって新しい睡眠薬や向精神薬を開始した時，あるいはパーキンソン病薬を中断した時に発症しやすい。

Warning!!

●要注意の症状・見逃しがちな疾患

①肝膿瘍

　肝腫大がない場合，通常の腹部触診では肝臓に異常があるとは認識できないことがある。抗菌薬と解熱剤のみでは治療できない。肋骨を介して拳で肝を殴打すると殴打痛を訴える。

②亜急性甲状腺炎

　頸部痛を訴えなければ，本症の存在を想定することができない。甲状腺部の念入りな触診が重要となる。

③皮膚筋炎・多発性筋炎

　発熱患者が筋肉痛や関節痛を訴える場合，風邪症候群やインフルエンザに伴う症状と思い込みがちである。風邪症状が主で筋肉痛が従か，その逆かを把握する必要がある。

3 ● 発熱

症例1　10歳代男児　　子どものインフルエンザにしては症状が重い

　新型インフルエンザが日本でも流行し始めた時期に高熱と倦怠感のため来院。インフルエンザ抗原検査が陽性であったためリレンザ®の吸入と麻黄湯㉗と解熱剤を処方した。その日の夕方再度来院。倦怠感が強く高熱が続いていたため，動脈血酸素飽和度を測定すると94％と低下していた。直ちに胸部X線検査を行うと右下肺野にすりガラス様の淡い陰影を認めた。インフルエンザ肺炎と診断し近隣病院へ紹介した。約1週間後，元気に退院できた。

症例2　20歳代女性　　症状を丹念に検討すると1つの病名では解釈できない

　急性扁桃炎のため来院し，抗菌薬を5日間服薬して軽快したが，その2日後に39度の高熱と咽頭痛を生じ病院救急外来を受診した。インフルエンザ抗原検査では陰性であり，トランサミン®とカロナール®を処方され帰宅した。服薬しても改善せず，その翌日，当院を受診した。鼻汁と咳痰もあり，咽頭を観察すると後鼻漏と軽度の扁桃の腫大と白苔の付着を確認した。急性副鼻腔炎と急性扁桃炎の再燃を疑い，副鼻腔X線検査を行うと左上顎洞炎がみられた。抗菌薬の点滴を行った後に薬剤の説明をすると，職場の同僚が最近インフルエンザに罹患したので，インフルエンザが心配という。そこで念のためインフルエンザ抗原検査を行うと，A型が陽性であった。急性扁桃炎・急性副鼻腔炎・インフルエンザA型の3者が同時に合併していると判断して治療を開始した。本人の話では，私が綿棒を挿入した時は痛かったが，前日の救急外来の医師の時はさほど痛くなかったとのことであった。1回目の検査ではインフルエンザに罹患して時期が早すぎたため検出されなかったのか，鼻腔の浅い個所から採取したため検出されなかったのかは不明であるが，高熱患者で前日のインフルエンザ抗原検査が陰性だったとしても，インフルエンザの可能性が完全に否定できない場合は，再検査を怠るべきではないと痛感した。

症例3　70歳代男性　　前日一時的な高熱，来院時は倦怠感のみ

　高血圧症で通院中。8月上旬の日中，炎天下の庭で作業していたところ，39度の高熱がみられた。翌朝には平熱になったものの，倦怠感が強いため来院。本人は熱中症ではないかと心配していた。熱中症に伴う脱水症を疑い，補液を行い帰宅した。翌日午後，激しい咳き込みがあるとのことで往診を依頼された。呼吸困難感を訴えたためSpO2を測定すると95％とやや低下していた。確定診断のため胸部X線検査が必要であり，何とかクリニックに来院するように要請した。X線写真で右中肺野に浸潤影を認めた。急性肺炎と診断名を告げ在宅のまま抗菌薬の点滴を連日行う方針を説明したが，本人の希望でかかりつけの病院へ紹介した。治癒が遷延し約2週間後に退院できた。初診時熱中症を疑い急性肺炎を疑わなかったことは反省すべき点であった。前日1日だけ高熱が出て来院時には仮に平熱であったとしても，健常者が突然一時的に高熱を発症することは滅多にないことである。このような例では急性肺炎など感染症に罹患している可能性を念頭に，たとえ診察時に呼吸器症状が乏しくても胸部X線検査を必ず行うことにした。その後も同様の経過で急性肺炎だった症例に遭遇している。

症例4　60歳代男性　　肝膿瘍から胆管細胞癌がみつかった

　1週間前から，毎日午後から翌日未明にかけて40度を超える発熱がみられるため入院となった。白血球数とCRP値が高値であり感染症を疑ったが，理学的所見に乏しく原因疾患の同定に苦慮したが，腹部超音波検査で肝右葉に不整形の低エコー域が認められた。引き続いて腹部CT検査を行ったところ，肝膿瘍と診断できた。直ちに超音波ガイド下肝膿瘍ドレナージを行った。翌日には平熱となったが，外科と相談し責任病変を含む肝区域切徐を行うことになった。病理組織検査では一部に腺癌組織が認められ，肝内胆管細胞癌と診断された。胆管細胞癌によって末梢肝内胆管が閉塞し，そこへ上行感染を併発し肝膿瘍に進展したものと推定された。

症例5　20歳代男性　　発熱時の白血球数に注目

　2日前から激しい胃部痛，嘔吐および38度台の発熱のため来院。急性虫垂炎が強く疑われる症状であったが，右下腹部よりもむしろ胃部に強い圧痛が認められ，また本人の希望も考慮して直ちに上部消化管内視鏡検査を行った。胃内には十二指腸液が大量に逆流していたが，胃や十二指腸には痛みの原因となるような病変は認められなかった。当初の想定通り急性虫垂炎と診断し，採血を行うとともにセフェム系抗菌薬の点滴を行い，経過観察となった。翌日熱発・腹痛・吐き気が全く改善しないと訴え再度来院。右下腹部の圧痛は高度であり，また前日の白血球数は16,000と上昇していたことが判明したため，直ちに近隣病院へ紹介した。急性虫垂炎は保存的治療を行うか直ちに外科へ紹介するか苦慮する場合がある。38度以上の高熱，右下腹部の自発痛や圧痛あるいは吐き気が強い場合，また白血球数が15,000以上の場合は，保存的治療が奏功しないことが多い。

症例6　80歳代男性　　寝たきり老人の発熱に尿路感染症あり

　脳梗塞後遺症，血管性認知症，嚥下障害のため月1回程度往診していた。朝から発熱で家族からの連絡があり往診した。特に上気道感染を思わせる兆候はなく，また腹部触診で胆道感染を疑わせる所見もみられなかった。尿路感染の可能性が高いと判断し抗菌薬を点滴投与し，さらに5日分の抗菌薬を処方した。またベッドサイドで採尿しクリニックまで持参するように家族に指示した。翌日には平熱となり食事摂取量も増加した。後日判明した血液検査ではCRP値が高値で，尿の細菌培養検査の結果ではグラム陰性桿菌が陽性であった。

　寝たきり老人が突然発熱した場合，最も頻度が高いのは尿路感染症である。テステープで尿蛋白陽性と判定すれば本症と診断し抗菌薬の投与を開始する。うまく採尿できなくても本症を疑って治療を開始してもよい。SpO_2が低ければ急性肺炎の可能性は否定できない。患者の移動が困難で胸部X線撮影を行えない場合もあるが，診断を確定できなくても抗菌薬投与を躊躇すべきではない。

症例7　80歳代女性　　発熱と腰痛のため整形外科に入院していたが…

　発熱と腰痛のために整形外科に入院。便に膿汁が混入していたため，内科へ紹介された。大腸内視鏡検査を行うと直腸に瘻孔が認められ，そこからの膿汁の流出を確認した。次いで下腹部CT検査を行うと直腸周囲に膿汁の貯留を疑わせる所見がみられた。骨盤腹膜炎が原因と考えられ，開腹手術が行われた。付属器炎が原疾患であることが判明した。整形外科・消化器内科・外科・産婦人科が協力して本例に対応し良好な経過を得ることができた。

3 ● 発熱

症例8　30歳代女性　　若い女性＋発熱は婦人科系疾患を疑ってみる

　発熱と右下腹部痛のため来院。吐き気も軽度にみられた。右下腹部に圧痛がみられ年齢的に，まず急性虫垂炎を疑い，腹部単純X線写真を撮影し，採血と抗菌薬の点滴を行った。点滴終了後X線写真を確認すると，右腸腰筋陰影が不明瞭であるものの，小腸ガス像はみられなかった。抗菌薬の服用と食事制限を指示した。4日後再度来院。発熱と吐き気は改善したものの，右下腹部痛が続くとのことであった。初日の血液検査結果では白血球数とCRP値の軽度上昇がみられた。腹部超音波検査を行ったところ，右下腹部に最大径4 cm嚢胞性病変を認めた。右卵巣嚢腫漿膜の炎症と考え，さらに抗菌薬の服薬を継続したところ，初診時から10日目に全ての症状は軽快した。再度腹部超音波検査を行ったが，超音波画像の変化はみられなかった。今後の卵巣嚢腫の治療方針を相談するために婦人科へ紹介したが，経過観察することになった。

症例9　30歳代男性　　先天性心疾患による心不全のため入院中に高熱

　心内膜床欠損に伴う心不全症状の増悪のため入院中であったが，ある日から38〜39度の高熱が続くため動脈血培養を行い，黄色ブドウ球菌による細菌性心内膜炎と診断し，大量の抗菌薬投与を行い，何とか菌血症から離脱できた。

症例10　50歳代女性　　初診ではみつかりにくい亜急性甲状腺炎

　2週間前から40度近い高熱が毎日続き，近医を2〜3軒受診したが原因がわからないといわれ憔悴した状態で来院。呼吸器感染，胆道感染，尿路感染など異常なし。白血球数増多なし，CRP値軽度上昇，肝機能検査異常なし。症例検討会にて内分泌内科専門医からの意見で亜急性甲状腺炎の可能性を指摘され，改めて頸部を丁寧に触診すると甲状腺にわずかな圧痛を認めた。甲状腺機能検査は正常範囲内であった。インテバン® SP 3C/日を処方したところ，数日後には平熱となった。亜急性甲状腺炎は不明熱の代表的な原因疾患であるが，初診時に頸部腫脹や頸部痛など甲状腺疾患を疑う症候がないと見過ごされやすい。

症例11　60歳代男性　　高熱以外の症状はなく血液検査値は正常

　主訴は不明熱。約2週間前から毎日40度以上の発熱あり。2つの診療所を受診しそれぞれ解熱剤を処方されたが効果は一時的で改善しないため受診。血液検査では特に異常はなく，発熱の原因疾患を検索するために皮膚科医に依頼して皮膚生検，整形外科医に依頼して筋生検をそれぞれ行ったところ，皮膚筋炎の病理診断が得られた。早速ベタメタゾンの注射を行い著効が得られた。

症例12　70歳代男性　　高熱がMDS発見の端緒となり汎血球減少症の治療に難渋

　慢性再発性膀胱炎のため通院中であったが，39度台の高熱のため入院となった。血液一般検査で汎血球減少がみられ，血液内科専門医に相談した。骨髄検査にて骨髄異形成症候群と診断された。入院後輸血，血小板輸血，グラン®の注射を毎週交互に行ったが，全く改善傾向がみられなかった。入院して約3ヵ月目に，骨髄における造血効果を期待して十全大補湯㊽を開始したところ，血球成分の増加がみられたため処置が不要となり，一時的に自宅療養に切り替えることができた。

症例 13　80 歳代女性　　PTH 製剤の注射で必ず発熱

　腰椎圧迫骨折と骨粗鬆症のため，整形外科の指示で PTH 製剤を週 1 回注射することになった。注射して約 2 時間後に毎回発熱がみられ体調が悪くなると訴えたため，注射 1.5 時間後にアセトアミノフェンを内服し発熱を抑えることができた。

症例 14　70 歳代男性　　患者による無断断薬により引き起こされた悪性症候群

　パーキンソン病のため内科医院に通院治療中であったが，急に食欲が低下したためパーキンソン病治療薬を含む全ての薬の服用を自己判断で中断して様子をみていたところ，約 1 週間後から 40 度以上の高熱が出現し，意識レベルの低下傾向もみられ，紹介された。血液検査で LDH と CPK 値の著明上昇がみられた。悪性症候群と診断し，ダントリウム® の注射で効果なく緊急透析を行ったが死亡された。何らかの理由でパーキンソン病薬（L-DOPA）の服用を継続できなくなった場合，L-DOPA の点滴投与を行えば悪性症候群の発生を回避できたと考える。

症例 15　70 歳代男性　　睡眠薬で発熱⁉

　不眠症のため来院。レンドルミン® を処方したところ，翌日高熱のため再度来院。血液検査の結果，悪性症候群と診断した。レンドルミン® を中止し，多量の補液を行い本症候群から離脱できた。本症例ではレンドルミン® によってシナプス接合が突然オフになったため本症候群を発症したと考える。

MESSAGE

高熱が続くと患者は体力，気力ともに消耗するので，
一刻も早く原因を究明し適切な治療を始めるべし！

4 頭痛

Common knowledge

●頭痛の基本

頭痛は大きく2つに分類できる。すなわち機能性頭痛と器質性頭痛である。前者には筋収縮性頭痛・風邪症候群に伴う二次性頭痛・脳循環不全に伴う頭痛・片頭痛・群発頭痛などが，後者には脳腫瘍・くも膜下出血など脳血管障害に伴う頭痛・脳炎・髄膜炎など炎症性疾患に伴う頭痛・血管炎の一種である浅側頭動脈炎などが含まれる。

Must do

●診察の基本

問診が極めて重要である。頭痛の原因となりうる内科以外の疾患，例えば眼科的・耳鼻咽喉科的あるいは歯科的疾患などの有無を確認する。病状把握のために，病悩期間・付随する症状・痛みの部位などを念入りに質問する。家族歴の聴取も重要である。例えば母親が頭痛持ちだったか，近親者に脳血管障害の人はいないかなども大事な情報である。ある程度疾患名を絞りこみながら理学的所見をとる。体温，両側僧帽筋の緊張度，運動神経系あるいは知覚神経系の異常などを確認する。

①筋収縮性頭痛

頭部全体あるいは後頭部の慢性鈍痛であり多くは肩こりを伴う。検者が患者の背後に回って左右の手でそれぞれ同側の僧帽筋を触診すると，筋肉の収縮緊張を手で感じることができる。肩こりが強い場合は予防的に葛根湯①を1〜2包，漢方薬に抵抗感を示す場合には筋弛緩作用のあるミオナール®2Tを処方する。肩こりがない場合には呉茱萸湯㉛1〜3包が有効なことがある。入浴後に肩が温まっている状態で患側の肩の運動（左右・前後・前回り・後ろ回り）を行うように指導する。デパス®には筋弛緩作用があるが，本症に対して投与するとデパス®乱用者を増やす結果になるのでむやみに用いない。

②風邪症候群に伴う頭痛

葛根湯①は頭痛や肩こりを伴う風邪症候群の初期がよい適応である。適宜ロキソニン®1Tの頓用を追加する。鼻炎が主体であれば小青竜湯⑲，インフルエンザ様症状が主体であれば麻黄湯㉗を優先し，頭痛が改善しない時に葛根湯①やロキソニ

ン®を頓用で追加してもよい。

③脳循環不全に伴う頭痛

　高齢者が頭痛とめまいを訴え，収縮期圧が普段より有意に高い時は脳循環不全に伴う頭痛を疑う。血圧上昇は一過性で，脳循環が改善すれば頭痛やめまいなどの症状が改善するのと並行して血圧も普段のレベルに戻る旨を説明し，脳循環改善薬セロクラール®を1週間単位で投与する。症状の改善と血圧の低下を本人が確認しながら漸減するように指示する。めまいが強い時はメイロン®を点滴投与する。良性発作性頭位めまい症（BPPN）やメニエール病との鑑別が困難であれば，五苓散⑰1～2包をしばらく定期で服用させてもよい。

④片頭痛

　片頭痛は，女性に多く，母親も頭痛持ちであることが多い。羞明などの前兆がある場合とない場合がある。右側か左側かどちらか片側性に発生し，同時に両側の頭痛を発生することはない。両側の場合は片頭痛と筋収縮性頭痛が併発している可能性がある。時に日常生活に支障をきたす程に激しい頭痛を発生する。早めにマクサルト®などトリプタン系薬剤を1T舌下すると直ちに効果がみられる。しかし本剤は極めて高価であり，使用を控えめにしたい。そのために予防が大切である。予防には，肩こりがある場合は葛根湯①1～2包が有効である。一方肩こりがない場合は呉茱萸湯㉛1～2包が有効で軽度の頭痛発作時はロキソニン®1Tが有効な場合もある。また片頭痛と筋収縮性頭痛の両者が併発していると考えざるを得ないような症例に遭遇することがある。その場合，基本的には筋収縮性頭痛の治療を優先させ，片頭痛発作時にはトリプタン系薬剤を頓用で服用させる。葛根湯①は肩こりを伴う筋収縮性頭痛および片頭痛の予防に有効であり，しばらく定期的にこれを服用すると，本人にとっても心理的に安心感が得られ，片頭痛発作の回数や程度の軽減に有用である。

⑤群発頭痛

　群発頭痛は，開業医では滅多に遭遇しない。20～40歳代の男性に多い。眼球の奥や歯の痛み・流涙や流涎を伴い，日常生活に支障をきたす。保険適用外だが，トリプタン系薬物が有効である。予防には葛根湯①や呉茱萸湯㉛が有効なことがある。

⑥脳腫瘍

　頑固な頭痛に何らかの脳神経症状あるいは末梢神経症状を伴い，症状が固定しているか，あるいは進行する場合は脳腫瘍など重大な疾患の存在を想定して検査を進める必要がある。

4 ● 頭痛

⑦くも膜下出血

くも膜下出血による頭痛は今まで経験したことがないほどの，ハンマーで頭を殴られたような激しい痛みにたとえられる。家族歴，高血圧症の治療歴，長時間の時間外労働による極度の疲労，脳ドックで脳動脈瘤を指摘されたことがあるか否かは重要な情報となる。

⑧慢性硬膜下血腫

慢性硬膜下血腫では外傷当初は頭蓋骨の打撲や頭皮の切創による痛みのみであり，血腫自体による頭痛はみられないが，日が経つにつれて頭痛や吐き気，意識障害が進行する。認知症との鑑別が重要となる。特に高齢者は頭を打った事実を忘れてしまっているケースも多い。治る認知症の代表的疾患の1つであり外科的治療が必須である。

⑨脳内出血

脳内出血では突然の激しい頭痛と意識障害がみられる。直ちに脳神経外科へ紹介する。出血部位によっては，意識障害を伴わず軽度の運動障害のみを訴える場合もあり注意が必要である。また近年の超高齢社会において認知症の高齢者が増え，症状を訴えることができないために見過ごされることがあるので注意が必要である。

⑩脳炎・髄膜炎

発熱・頭痛・意識障害があれば脳炎・髄膜炎を想定して早めに脳神経外科あるいは神経内科のある病院へ紹介すべきである。ヘルペス脳炎は予後不良であり，早期治療が重要である。

症例1　40歳代男性　　片頭痛に葛根湯①がよく効いた

20年来，年数回激しい頭痛が1〜2週間続き，仕事を休まざるを得ないことがしばしばであった。当院初診時の症状から片頭痛と診断し，マクサルト®を頓用するように指示した。1週間後再来時，マクサルト®を服用した時だけ頭痛は改善するが，頭痛予防にはならないと訴える。軽度の頭痛時にはロキソニン®を頓用させたが，多少効果がみられるのみであった。肩こりを訴えるため，葛根湯①の適応ありと判断し，葛根湯①2包を朝夕に分服させて1週間様子をみることにした。次の診察の際には，葛根湯①を服用していたら激しい片頭痛発作はなくなり，ロキソニン®やマクサルト®を服用しなくても済み，毎日出勤できるようになった。

症例2　20歳代女性　　患者の主訴以外にも耳を傾けてみる

私が夜間当直していた日の深夜，たまたま里帰りしていた女性が激しい頑固な頭痛を訴え深夜救急外来を受診した。症状をいろいろ問診すると，頭痛以外に左手の第2指と3指のしびれ感が続いているとのことであった。緊急で頭部CT検査を行ったところ，右側頭葉に脳腫瘍病変がみつかった。

症例3　60歳代男性　　兄貴がくも膜下出血，自分も同じではないか

兄がくも膜下出血で死亡。仕事中に突然ハンマーで頭を殴られたような極めて激しい痛みがあり，深夜救急外来を受診。意識は清明であり運動障害や言語障害など神経症状はみられなかった。本人の話す家族歴や発症の経緯から脳動脈瘤の破裂を疑い早速 CT 検査を行うことにした。その患者は CT 検査中に突然意識を消失し，くも膜下出血の緊急手術を行った。

症例4　50歳代男性　　破裂のリスクが高い動脈瘤には速やかな脳神経外科受診と破裂予防に禁興奮を指導！

高血圧で当院に通院治療中。ある病院で脳ドックを受けたところ，中大脳動脈が Y 字型に分岐する突き当りの部位に不整形の動脈瘤がみつかり手術を勧められた。本人としては無症状のため手術をためらい，当院へ相談。持参の MRA 写真をみて筆者は手術を勧めた。その後病院脳外科受診を予定していたが，その前に職場で部下を叱責した時に激しい頭痛を発症し緊急入院となった。くも膜下出血の診断でカテーテル手術が行われ軽快した。破裂する危険性が高い未破裂脳動脈瘤の存在が明らかになった患者に対して，脳神経外科受診を勧めると同時に破裂を誘発するような行動を控えるように指導しなければならない。

症例5　70歳代女性　　ワーファリン服用中の患者の頭部外傷には細心の注意を

アルツハイマー型認知症，失語症，深部静脈血栓症のためワーファリンを服用中。自室で転倒しているところを偶然巡回に来たスタッフに発見され，往診を依頼された。前額部に大きな皮下血腫を形成していたものの，意識レベルの変化や嘔吐はみられなかった。とりあえず経過観察することにした。事故の2日後の朝に診察を依頼され往診すると，左上下肢は弛緩麻痺し，呼びかけに対して反応を示さなかった。脳内出血の合併を疑い病院脳神経外科へ紹介した。CT検査の結果，前額部の皮下血腫に連続して前頭葉にも血腫がみられ，さらに脳室内への血液の流出もみられた。血腫除去ができず約1ヵ月後に死亡となった。ワーファリン服用中であったことが血腫の増大を招いた可能性があり，緊急入院を指示すべきだったと反省している。

症例6　50歳代男性　　脳炎の診断には髄液検査

発熱と頭痛のため入院となり自分が担当医となった。意識障害や運動あるいは知覚神経系の異常所見はみられなかった。頭部 CT でも明らかな病変を同定できなかった。まず抗菌薬の点滴投与を開始した。翌日から病院行事のため3日間病院を空けることになり，連日病棟へ電話をかけ病状の推移を確認した。入院3日目，高熱が続き苦悶状であるとの報告を受けたため，予定を切り上げ病院へ急行した。ウイルス性脳炎の可能性が高く病状に予断が許されない状態と判断し，大学病院神経内科へ転院とした。病院からの報告ではウイルス性脳炎で命は取り留めたものの後遺症が残っているとのことであった。単純ヘルペスウイルスが原因であったか否かは不明であったが，髄液検査をまず行い，細菌性ではないことが確認されたら可及的速やかにゾビラックス® の点滴投与やγグロブリンの投与を行うべきだったと反省した。

MESSAGE

頭痛患者の診察は，機能性頭痛か器質性頭痛か，
緊急性があるか否かを鑑別すべし。

5 めまい

Common knowledge

●めまいの基本

　患者がめまいを訴える場合に症状を詳しく問診すると，回転性のめまい・立ち眩み・浮遊感などの違いがみられ，病名についておおよその見当をつけることができる。ただし，めまいは耳鼻咽喉科だけの疾患ではないため，慎重に頻度の多い順に鑑別作業を進めるようにする。頭の向きを変えると誘発されるのか，起き上がる時に発症するか，頭痛を伴うか，吐き気を伴うかなどを問診する。また循環動態に影響する薬剤の服薬状況を確認する。

●よくみられる原因疾患

①良性発作性頭位めまい症（BPPN）

②メニエール病

③起立性低血圧症（睡眠薬，経口糖尿病薬，降圧薬，向精神薬など薬剤性も含まれる）

④脳循環不全に伴う中枢性めまい症

⑤まれであるが重大な疾患（小脳梗塞，小脳腫瘍，聴神経腫瘍など）

Must do

●基本の検査

　まず血圧と脈拍を測定する。起立性低血圧の可能性があると判断した場合は，臥位と立位の血圧を測定する。血圧測定中に聴診器から伝わるコロトコフ音によって，頻脈か徐脈か，不整脈の有無にも神経を集中する。普段に比べ収縮期圧が明らかに高い場合は脳循環不全の可能性を考慮する。次に眼振の有無を調べる。さらに立位で閉眼させ，Romberg 徴候の有無を調べ，小脳あるいは前庭部の機能失調の可能性を確認する。小脳梗塞など重大な疾患の可能性ありと判断した場合は頭部 CT 検査を行う。BPPN かメニエール病かの鑑別は必ずしも即座に行うことはできないが，治療方針の大きな違いはないので問題はない。聴力の低下が明らかな場合は突

発性難聴を疑い，すぐに耳鼻咽喉科医を受診するように勧める。

●基本の処方

①良性発作性頭位めまい症（BPPN）

　良性発作性頭位めまい症は，上を向いたり下を向いたりするたびにめまいを発症し，吐き気を伴うことは少ない。発作は通常数日～2週間位続く。眼振を確認する。めまい症状が激しい場合はメイロン®1Aを点滴静注する。五苓散⑰1～2包をしばらく服用し発作を予防する。発作時はメリスロン®やセファドール®を頓用させる。

②メニエール病

　メニエール病は，激しい回転性のめまい，難聴・耳鳴り・吐き気・嘔吐を伴うことが多い。小脳梗塞など器質的疾患との鑑別が重要である。発作時はベッドを離れられないことが多く，しばしば往診を依頼される。血圧は特に上昇しない。発作時にはメイロン®を点滴静注する。吐き気が強ければプリンペラン®1Aを追加する。発作は数日間繰り返すので，この間の予防薬として五苓散⑰1～2包を定期的に服用し，発作時にメリスロン®あるいはセファドール®を頓用させる。

③脳循環不全に伴うめまい

　脳循環不全に伴うめまいは，脳動脈硬化を有する高齢者にしばしばみられる。何らかのストレスによって脳動脈が収縮し，脳血流量が減少すると，脳の酸素不足のため頭痛やめまいを発症する。脳の酸素不足を解消するため代償的に心拍出量が増大し，血圧の一過性上昇がみられる。降圧薬を追加投与すると脳血流量が減少し，かえって症状が悪化する。セロクラール®がよい適応であり3Tから開始し漸減する。再発予防のため長期間にわたって1Tを服用し続けてもよい。

④起立性低血圧症

　起立性低血圧症は，比較的若い女性に多い。朝方にめまいや頭痛を生じ，朝が弱く起きられない。リズミック®のような昇圧薬よりも，半夏白朮天麻湯㊲2包を1～2週間投与するとよい。

⑤小脳梗塞

　小脳梗塞は，メニエール病との鑑別に苦慮する。激しい回転性めまいと持続する吐き気のため起床できない。少しの体動で増悪するため起坐も困難となる。脳動脈硬化が進行していると推定される高齢者に多い。運動神経系や知覚神経系は障害されないが，確定診断にはCTなど画像診断が必要である。直ちにCT検査を行うことができない場合は，バイタルサインを確認し，メイロン®の点滴静注を行いめまい症状の改善を図る。意識障害あるいは脳圧亢進症がみられれば，病院へ救急搬送すべきである。

5 ● めまい

⑥急性失血

急性失血では，目の前が暗くなり，めまいを訴える。顔色不良，血圧の低下，頻脈，吐下血や性器出血など失血症状を確認する。消化管出血時の緊急内視鏡の経験豊富な専門医ならば，内視鏡を施行し出血部位を確認し処置を行うことができるが，そうでなければ病院へ紹介した方が無難である。

Warning!!

●要注意の症状
①横臥位では無症状，坐位でめまいと吐き気が誘発される時

消化器内科医がまず上部消化管内視鏡検査を予定したが，臥位では全く症状がなく，また上腹部の所見が乏しかったので，頭部 CT 検査を行ったところ，小脳腫瘍が発見されたことがある。このような病状に対して，問診や腹部所見が重要であることを痛感させられた。

②血圧の低下と頻脈を合併する時

急激な循環血液量の低下に伴うショックあるいは前ショック状態と判定し，ICU管理のできる病院へ紹介すべきである。原因治療よりも救命治療が優先されるべきである。

症例1　50歳代女性　　ストレスからくるめまいに五苓散⑰とリーゼ®

以前からしばしば激しいめまいと頭痛発作に悩まされてきた。受診数日前から頭の位置を少し動かすのみで激しいめまいと頭痛が続いた。血圧脈拍は正常範囲で，脳神経症状や運動神経系症状なし。良性発作性頭位めまい症と診断し，五苓散⑰2包，めまい発作時にメリスロン® 2 T を服用するように指示。1週間後あまり効果がないとの訴えあり。他に要因・誘因はないかと詳しく問診すると，近所付き合いで精神的ストレスを抱えているとのこと。そこでリーゼ® 2 T を朝夕定期で服用するように指示した。その後，徐々にめまいは治まったが，時々軽度のめまい発作があるため，五苓散⑰1包およびリーゼ® 1 T を継続している。

症例2　70歳代女性　　めまい予防目的でも五苓散⑰

高血圧症，脳梗塞後遺症のため当院に通院中。引っ越しのため忙しく片付け作業を続けていて，引越し当日朝から激しい回転性めまいと吐き気を生じ，往診を依頼された。難聴や耳鳴りを伴わなかった。頭位変換にめまいが誘発されたため，メニエール病か良性発作性頭位めまい症かの鑑別は困難であったが，とにかく症状の改善を優先して，メイロン®とプリンペラン®入りの点滴を行い，五苓散⑰2包7日分を定期で，メリスロン® 2 T を発作時にそれぞれ処方した。翌日も往診で点滴し徐々に軽快した。その後も軽いめまいを訴え，また不安感が続くためめまい発作予防目的で五苓散⑰1包の服用を継続している。

症例3　70歳代女性　　めまいと頭痛，ストレスによる高血圧にセロクラール®と加味逍遙散㉔のコラボで対応

　骨粗鬆症で通院中，めまいと頭痛のため来院。普段の血圧は130〜140/82〜90 mmHgであったが，その日の血圧は170/96 mmHgと著明に上昇していた。一方脈拍は68/分と頻脈はみられなかった。家庭内では嫁姑の問題があり，常に精神的ストレスを感じていた。脳循環不全に伴う一過性の血圧上昇と診断し，最初の1週間はセロクラール®3Tを，次の1週間は2Tを服用して再度来院するように指示した。再来時には頭痛とめまいは当初の2割程度に改善したが，症状再発に対する不安感が続くため，加味逍遙散㉔2包およびセロクラール®1Tをしばらく継続することにした。その後の症状は軽度で安定している。

症例4　20歳代女性　　低血圧に伴うめまいに半夏白朮天麻湯㊲

　頭痛とめまいを主訴として来院。血圧が96/60 mmHgと低かった。低血圧症に伴う頭痛およびめまいと診断し，半夏白朮天麻湯㊲2包を2週間分処方した。2週間後の再来時には症状は軽快した。

症例5　80歳代女性　　高度のめまいの場合，意識清明でも入院を考慮する

　狭心症と骨粗鬆症のため通院中。ある日の早朝，回転性のめまいと吐き気を生じ体動困難となり，往診を要請された。意識は清明であったが上半身を起こすと激しいめまいを生じ小脳梗塞を疑った。しかし「動けない」という本人の訴えに従い，まず症状の改善を目標にメイロン®の点滴を連日行った。3日目にベッドから起き上がることができたので早速頭部CT検査を検査センターへ依頼した。左小脳に広範な梗塞巣を認めた。経過は順調であり徐々に症状は改善した。幸いにも意識障害を伴わず重症化しなかったが，緊急入院を考慮すべきだったかもしれない。

MESSAGE

めまいの原因は多様であり，耳鼻咽喉科疾患と決めつけるべからず！

6 咳嗽・痰

Common knowledge

●咳嗽の基本

喉頭を介して異物が気道へ侵入しようとすると咳嗽が誘発される（咳嗽反射）。この反射は生体にとって生命を維持するための極めて重要な生体防御反応である。生命が終末期を迎えると咽頭内の異物を除去することが困難となり，いわゆる「痰が咽に詰まった状態」となり死を迎える。したがって強い咳き込みによって不都合な事態に陥らない限り，鎮咳薬をむやみに使用すべきではない。痰を伴わないいわゆる「空咳」の場合，ACE阻害薬などの服薬履歴を調べる必要がある。

●痰の基本

下部咽頭から喉頭に貯留した分泌液によって咳嗽が誘発される時，その分泌液はすべて痰と表現されるが，実際には逆流した胃液・後鼻漏による鼻汁・肺から喀出された痰のことを区別なく痰と表現されることが多い。下気道から痰が喀出される場合は，急性肺炎，肺結核症，肺癌などの重篤な呼吸器疾患が原因かもしれない。一方，逆流性食道炎や後鼻漏が原因であれば軽症であり，診察室に入ってきた患者の元気さ，声の張り，皮膚の色艶などを参考にしながらおおよその鑑別が可能である。

よくみられる乾性咳嗽 （空咳）の原因疾患	よくみられる湿性咳嗽 （痰を伴う咳）の原因疾患
①風邪症候群 ②喘息性気管支炎 ③気管支喘息 ④アトピー咳嗽 ⑤咳喘息 ⑥ACE阻害薬	①鼻炎・副鼻腔炎 　（厳密な意味で痰ではなく粘調鼻汁） ②副鼻腔気管支症候群 ③胃食道逆流症・逆流性食道炎 　（厳密な意味で痰ではなく胃液） ④急性肺炎 ⑤COPD ⑥肺癌 ⑦肺結核症 ⑧非結核性抗酸菌症

Must do

●基本の検査

　問診が重要であることはいうまでもない。いつ頃から始まったか，徐々に悪化しているのか否か，発熱を伴うか，高熱か微熱か，全身倦怠感があるか，鼻炎症状を伴うか，胸焼けや呑酸を伴うか，降圧薬を常用しているかなどを質問する。次に胸部を聴診する。湿性ラ音・乾性ラ音・喘鳴などを注意深く聴取する。呼吸不全の可能性があれば動脈血酸素飽和度を確認する。胸部単純X線撮影を行う。もし鼻炎症状の訴えがあれば，副鼻腔単純X線撮影を追加する。胸部X線写真にて異常陰影が認められる場合，胸部CT検査を行って病変の拡がりや特徴を確認する。採血にて血液一般検査，CRPのほかに確定診断に必要な検査を行う。

●基本の処方

①急性咳嗽

　数日前から咳嗽が続く場合はまず風邪症候群，急性肺炎を念頭に置いて，胸部X線検査を行い，肺内の器質的病変の有無をチェックする。一過性の高熱や強い倦怠感を訴える場合は肺炎に注意する。鼻汁・咽頭痛・頭痛などを訴えるが，倦怠感がない場合は風邪症候群の可能性が高い。高熱・悪寒・筋肉関節痛・倦怠感を訴える場合はインフルエンザ抗原検査を行う。肺内陰影から急性肺炎を疑う場合は，血液一般検査，CRPおよびマイコプラズマ抗体を測定し抗菌薬の点滴を行い，セフェム系およびテトラサイクリンを同時に5日分投与する。倦怠感が強い例では当初から補中益気湯㊶を2包追加すると，元の体力に戻るまでの日数を短縮できる。

②慢性咳嗽

　痰を伴うが全身状態がよい場合は副鼻腔気管支症候群が多い。この場合本人は痰と表現するが，厳密には咽頭へ流れ出した感染性鼻汁である。副鼻腔および胸部X線撮影を行い確認する　辛夷清肺湯⓾あるいは荊芥連翹湯㊿およびクラリスロマイシンの投与が効果的である。痰を伴わない場合は，咳喘息あるいはアトピー咳嗽を考慮する。ステロイド（フルタイド®）吸入，長時間作用型β2刺激薬（セレベント®）吸入，ホクナリン®テープの貼付もよい。X線検査で多少の肺の線維化など慢性炎症が疑われ，喫煙習慣がある場合は，慢性気管支炎などCOPDを念頭に置き，セレベント®吸入や麦門冬湯㉙が有効となる。肺結核症の有無を確認することは必須である。

6 ● 咳嗽・痰

Warning!!

●見逃しがちな病変

①心陰影，横隔膜陰影，鎖骨に隠れた病巣陰影

②縦隔に接した病巣陰影

　臨床所見と胸部 X 線写真所見と合わない時は，胸部 CT 検査を躊躇なく行う。

症例 1　幼稚園男児　　月に数回，咳と鼻汁を繰り返す

　数ヵ月前から月に 2〜3 回，咳と鼻汁を繰り返し，その都度アスベリン® 散とムコサール® DS を服用していたが，副鼻腔 X 線撮影を行ったところ，左上顎洞の X 線透過性が低下していた。慢性副鼻腔炎と診断し，辛夷清肺湯⑩ 1 包を 100 mL の熱湯で溶解して朝夕 50 mL ずつ服用し，クラリスロマイシン 0.5 T ずつを朝夕に分けて服用させたところ，5 日後には完治した。その後再燃はみられていない。

症例 2　70 歳代男性　　辛夷清肺湯⑩とクラリスロマイシンで改善せず麦門冬湯㉗で効果

　3 年前から昼夜を問わず痰を伴う咳が続き，いくつかの病院呼吸器科を受診したが改善がみられないとのことで当院を受診。胸部単純 X 線検査では右下葉の 2 本の気管支拡張所見がみられた。また副鼻腔 X 線検査では右上顎洞の X 線透過性の低下がみられ，慢性上顎洞炎と診断した。総合的には副鼻腔気管支症候群として，まず辛夷清肺湯⑩ 2 包およびクラリスロマイシン 2 T を処方したが改善はみられなかった。そこでさらに麦門冬湯㉗ 2 包を追加したところ症状は 60％位に改善した。以後，辛夷清肺湯⑩と麦門冬湯㉗を継続した。

症例 3　80 歳代男性　　長引く咳嗽には感染性の疾患も考慮して診察を！

　糖尿病のため通院中であったが，定期受診日の 2 週間前から咳嗽が続くとの訴えあり。早速胸部 X 線撮影を行った。右肺尖部から上葉にかけて淡い陰影が認められた。すぐに近隣病院へ紹介したところ，肺結核と診断され数日の自宅待機後，隔離病棟のある病院へ入院となった。

症例 4　50 歳代女性　　専門医への紹介タイミングを見誤らない

　3 ヵ月前から咳嗽が続き，近医で気管支炎といわれ鎮咳薬を処方されたが，一向に改善しないため当院受診。胸部 X 線単純写真にて左肺門部縦隔に接して不整形の陰影を認めた。肺癌の可能性があると判断し，直ちに病院呼吸器内科へ紹介した。診断は肺扁平上皮癌であった。診断に迷う場合は急ぎ胸部 CT を行うが，現に症状があって治療を優先したい場合は専門医への紹介を優先した方が無難である。

MESSAGE

呼吸困難や動脈血酸素飽和度が低く酸素吸入が必要な症例は
速やかに病院へ救急搬送すべし！

7 血痰

Common knowledge

●血痰の基本

　厳密には，肺から気管までの病変部から出血し血液自体を喀出する場合を喀血といい，気道分泌物に血液が混じた状態で，これを咳とともに喀出する場合を血痰というが，ここでは両者をまとめて血痰として扱うことにする。耳鼻咽喉科領域からの出血の場合，咽頭に貯留した血液を喀出するので血痰と呼びがちである。診断を進めるにあたって，血痰（喀血）と吐血とを明確に区別する必要がある。鮮やかな血液か黒っぽい血液かだけでは鑑別はできない。なぜなら胃内で胃酸と十分混和しなければ，上部消化管出血でも鮮やかな血液を吐出するからである。マロリーワイス症候群，アカラジアや食道静脈瘤破裂による食道出血の場合が，その例である。

●よくみられる原因疾患

①肺結核　　　　　　　④肺アスペルギルス症

②肺癌　　　　　　　　⑤左心不全

③気管支拡張症

Must do

●基本の検査と処置

　問診で吐血を除外する。肝硬変症の既往があるか，大量の飲酒後に激しい吐き気とともに血液を嘔吐したかなどの事実から鑑別できる。血痰を訴える場合，どのくらい前から血痰症状があるか，咳嗽とともに喀出するか，倦怠感・微熱・胸痛・背部痛・息切れを伴っているかなどを詳しく聞きだす。循環動態を確認するために血圧と脈拍を確認する。次に胸部単純 X 線検査，血液一般検査，CRP 測定，その場で痰を出せるようであれば痰の細胞診と細菌培養を提出する。病変部を胸部単純 X 線検査で同定できない場合は胸部単純 CT 検査を行う。病巣部を推定できない場合は止血薬を処方して 1 週間程度経過観察してもよい。明らかな病変が認められる場合は，精査治療目的で病院呼吸器科へ紹介する。

7 ● 血痰

症例 1　70 歳代女性　　ANCA 関連血管炎

　約 2 年前から泡のような血痰が時々みられた。かかりつけ病院の呼吸器科・循環器科・耳鼻咽喉科と複数科を受診して検査を受けたが病変が明らかではなく経過観察となった。受診 10 日前から血痰の量が増え，また多少の体動で息切れするようになったため当院を初診。早速胸部単純 X 線検査を行うと両側下肺野，特に右横隔膜付近に散布影が集簇していた。早速胸部単純 CT 検査を行うと，広範な浸潤影と周辺気管支末梢に散布陰影が認められた。翌日判明した血液検査結果では中等度の貧血がみられたため別の病院の呼吸器内科を紹介し，そのまま入院となった。次の日の病院からの報告では ANCA 関連血管炎と診断され，ステロイドパルス療法が行われ順調に軽快した。

症例 2　50 歳代女性　　血痰の影は重大疾患が潜む

　約半年前から血痰が時々みられた。その頃ある病院の呼吸器内科を受診したが，特に異常なしとされ経過観察となった。しかし徐々に食欲低下および体重減少がみられるため，当院を受診した。早速胸部単純 X 線撮影を行うと，左肺門から上縦隔左側に沿って不整形の陰影がみられた。肺癌を疑い，他の病院呼吸器内科へ紹介した。CT 検査および気管支内視鏡検査の結果肺扁平上皮癌と診断され，化学療法と放射線治療が行われた。患者にとって血痰は極めて重大で不安な症候である。繰り返し検査を行い，早めに正しい診断に到達して治療を開始する必要がある。

MESSAGE

血痰を訴える患者の不安感は大きい。
担当医は責任感を持って速やかに対応すべし！

8 胸痛・背部痛

Common knowledge

●胸痛・背部痛の基本

　胸痛・背部痛は胸郭内臓器から発生する痛みと胸郭自体から発生する痛みの2つに大別される。胸郭内臓器の病変から発生する痛みは体位の変化による変動がみられないが，胸郭自体から発生する痛みは体位を変換することによる変動が大きい。また胸郭内臓器に病変がある場合は，例えば呼吸器症状や心臓症状を伴うことが多い。したがって胸痛・背部痛以外の症状を詳しく聴取し，まずおおよその見当をつけることが重要である。

●よくみられる原因疾患

重篤な疾患	比較的予後良好な疾患
①肺塞栓症 ②胸郭へ浸潤転移した悪性腫瘍 ③大動脈解離 ④胸部大動脈瘤破裂 ⑤異型狭心症・急性心筋梗塞	①自然気胸・縦隔気腫 ②帯状疱疹 ③肋間神経痛 ④肋骨骨折 ⑤ウイルス性あるいは細菌性胸膜炎 ⑥心外膜炎

Must do

●基本の検査

　まず患者の容体を観察し重症か否かを判断する。意識状態を確認し，次いで血圧と脈拍を測定し循環動態を把握する。血圧の低下や頻脈がみられれば，心肺機能低下を想定する。動脈血酸素飽和度を調べ90％以下であれば即座に酸素吸入を必要とするので，救急搬送する。多少の余裕があると判断した場合は，自院で胸部単純X線撮影や心電図検査を行う。次いで鑑別診断しながら診断名を確定し治療方針を決定する。

●基本の処置処方

①自然気胸（および縦隔気腫）

　自然気胸は，やせ型の若い男性に多いが，普通の体格の女性や高齢男性でもみら

8 ● 胸痛・背部痛

れる。肺嚢胞を有する患者が強く咳き込んだり，大声を出したりすることによって肺嚢胞壁が破れ発症する。胸部単純X線撮影が必須である。肺虚脱が軽度であれば安静のみで軽快することがある。胸痛が強く，虚脱の程度が強ければ直ちに病院へ紹介する。縦隔気腫は気管あるいは太い気管支の外壁に沿って空気像が線状に延びる。見落とす可能性があるので注意が必要である。

②胸膜炎

胸膜炎には胸部X線撮影が必須である。炎症によるもので貯留した胸水量が少なければ，抗菌薬と利尿薬を投与する。胸水の量が多く呼吸困難感が強ければ直ちに病院呼吸器科へ紹介する。胸水の原因が急性肺炎や肺癌の可能性もあるので，できれば胸部CT検査を行い，肺内病変を確認する。

③肺塞栓（エコノミークラス症候群）

肺塞栓では突然の呼吸困難とともに激しい胸痛を訴える。長時間同じ姿勢で腰かけていたり座ったりしていると発症しやすい。深部静脈血栓症が原因疾患となる。胸部単純X線撮影では病変部が不明のことがある。原因不明の呼吸困難患者で動脈血酸素飽和度の低下がみられれば，本症を疑い直ちに病院へ搬送する。

④転移性肋骨腫瘍，パンコースト腫瘍

転移性肋骨腫瘍では肺癌や乳癌など骨転移しやすい腫瘍が，原発巣の症状を現す前に肋骨や胸椎に転移し，胸痛が初発症状として現れ，当初からStage 4として発見される場合がある。また胸膜直下に発生した肺癌が直接肋骨へ拡大浸潤したことによって生じた胸痛が初発症状であった例を経験したことがある。胸部単純X線写真のみで病変を明らかにできない場合は，胸部CT検査が必要である。

⑤狭心症

狭心症では通常数分間，胸痛というより胸部の不快感あるいは圧迫感が続く。診察時の心電図には異常がみられないこともあり，血液検査でも異常はみられない。まずは診断的治療を行う。即ち発作時にニトログリセリン製剤の舌下を試み，数分以内に症状が改善すれば狭心症と診断できる。不安感が強ければしばらく亜硝酸薬（フランドル® テープやニトロダーム® TTS®）の貼付を行い，不安感を除くようにする。確定診断には負荷心電図（エルゴメーター，トレッドミル検査）さらには循環器内科に紹介して，必要ならば冠動脈造影を依頼する。高度の冠動脈狭窄が発見され，バルーン拡張やステント挿入で，心筋梗塞が未然に予防できる症例が多数経験されている。

⑥異型狭心症・急性心筋梗塞

狭心症様症状が長時間続く場合は異型狭心症や急性心筋梗塞を疑う。心電図では明らかな異常がみられない場合がある。トロポニンT，CK，LDH，ASTなど心筋壊死のマーカーを測定し，直ちに病院循環器内科へ紹介するのが無難である。下壁梗塞では心窩部痛を訴え，上部消化器疾患と紛らわしい場合があるので注意する。上部消化管緊急内視鏡を行う前に，心電図検査を行い，偶然下壁梗塞例を発見したことがある。年齢・動脈硬化の原因となる糖尿病・脂質代謝異常・高血圧の既往を詳しく聴取する。背中の痛み，冷や汗，漠然とした倦怠感，左下の奥歯の痛み，肩こり，左上腕痛にも注意する。発症初期に心電図異常が現れないことがあり，症状から本症を疑われたら，見立ての誤りや恥を恐れて病院への紹介を躊躇してはならない。

⑦解離性大動脈瘤・大動脈解離

突然の激しい痛み（胸部痛・背部痛・左右上腕痛）・冷や汗，血圧の低下・嘔吐・頻脈などを訴える。循環動態の急激な変化の存在を考え，大動脈解離などを念頭に救急搬送する。判断の遅れが患者の死につながる可能性が大きい。

⑧肋間神経痛

ある1点を指さして胸痛を訴える場合の多くは肋間神経痛である。痛みの程度，継続時間は様々である。肺・心血管系の重大疾患が否定できれば，本症の可能性が高い。ロキソニン®など消炎鎮痛薬を頓用で処方し，効果があれば本症と診断してよい。肋間神経痛か帯状疱疹か，鑑別が困難な例があり注意を要する。

⑨帯状疱疹

帯状疱疹に伴う神経痛では激しい痛みが頑固に継続するが，内臓疾患による胸痛のような重症感は乏しい。また中心に小水疱を伴う典型的な発赤疹が出現するとは限らない。数日後に上腕など遠隔部位に小さな皮膚病変が発見され本症と診断される場合がある。ほかに疼痛の原因となる疾患の存在が否定されれば，抗ウイルス薬と桂枝加朮附湯⑱を開始するとともに，水痘帯状疱疹ウイルス抗体を測定する。バルトレックス® 3,000 mg分3で1週間分処方する。疼痛対策は，桂枝加朮附湯⑱2包を処方し，ロキソニン®などはやむを得ない時の頓用に留める。ロキソニン®など消炎鎮痛薬を定期に長期間処方すると，消化性潰瘍を合併することがある。痛みが続く場合は桂枝加朮附湯⑱を症状が消失するまで継続する。なお帯状疱疹後神経痛は難治性疾患であり，強力な鎮痛薬が投与されているが，長期に投与すると消化器系症状に難渋する。その点桂枝加朮附湯⑱は，長期連用しても消化器症状の副作用はみられないので，完治するまで服用し続けてもよい。

8 ● 胸痛・背部痛

⑩肋骨骨折

　X線では診断困難である。胸郭を前後あるいは左右から用手的に勢いよく圧迫し，激しい痛みを訴える場合，肋骨骨折と診断してよい。バストバンドで胸郭を圧迫固定し，就寝時や入浴時に外す。治癒までに最低1ヵ月間を要する。

症例1　60歳代男性　　胸膜炎は原因疾患の見極めが肝心
　当院受診当日は平熱であったものの，前日39度の高熱があり，左側胸部痛と倦怠感が極めて強かった。胸部単純X線検査では左横隔膜胸膜角に胸水の貯留と思われる陰影がみられた。左胸膜炎を疑い抗菌薬の点滴を始めた。点滴終了後胸部単純CT検査を行ったところ，左肺下葉S10区域の心臓と左横隔膜の背側に浸潤影が広がり，一部胸水を認めた。細菌性肺炎を疑いセフェム系抗菌薬と補中益気湯⑪を処方した。また4日間連続で抗菌薬を点滴投与した。初診から3日目には左側胸部痛と倦怠感がほぼ消失し5日目には職場に復帰できた。

症例2　60歳代男性　　心筋梗塞の前兆，背中の痛みを侮るなかれ
　糖尿病のため経口糖尿病薬を服用していた。食事療法が守れず血糖コントロールは不良であった。背部痛のため当院受診。胸部単純X線写真や心電図に異常なし。疼痛時にNSAIDsを服用するように指示した。2日後，背部痛が続き痛みのため受診できないと電話連絡あり。病院救急外来を受診するように指示。間もなく病院急病センターから連絡あり。病院へ駆けつけると，意識はなく血圧も測定できない状態で，そのまま死亡。診断は急性心筋梗塞であった。

症例3　70歳代女性　　特徴的な前兆のない疾患は救急搬送の決断がその先の命を決める
　糖尿病・骨粗鬆症・高尿酸血症にて通院中。休日夜に右腕が痛むため往診を依頼された。右上腕痛と冷や汗を訴えた。血圧は普段よりやや低下。血糖値に著明な変化なし。往診では十分な検査ができないので翌日早く受診するように指示した。しかし翌日未明トイレへ行こうとして転倒し，意識を消失したため，救急車で病院へ搬送された。胸部CT検査で大動脈解離と診断されたが手術に踏み切る前に死亡したと病院から報告された。往診時の本人の訴えや様子から本症の発症を想定し，直ちに病院へ救急搬送すべきだったと反省している。

症例4　70歳代女性　　帯状疱疹に伴う神経痛には漢方薬が有効
　急病センターに出務していた時の症例である。その日の日中から激しい心窩部痛があり急病センター受診。1週間前に帯状疱疹のため近医を受診したところ，抗ウイルス薬とロキソニン®3Tを1週間分処方され，その日がちょうど7日目であった。心窩部に強い圧痛を認めたが，診療体制の都合上，検査ができなかったので，とりあえずロキソニン®の服用を中止しガスター®を処方し，翌日来院した際，桂枝加朮附湯⑱2包を2週間分処方し，手持ちのロキソニン®は痛みが我慢できない時のみ，ムコスタ®と同時に服用するように指示した。2週間後に来院した時，帯状疱疹に伴う神経痛は全く消失し，ロキソニン®を服用することはなかったとのことであった。また胃部痛も全く消失していた。

JCOPY 88002-873

41

症例5　70歳代女性　　長引く疼痛で帯状疱疹から帯状疱疹後神経痛へ診断名を変えた例

　腎機能障害と脂質代謝異常にて通院中。左大腿全面に不整形の紅斑が出現し，強い痛みを訴えた。病変部をよく観察すると，紅斑の中に10数個の小水疱が散在していた。帯状疱疹と診断し，バルトレックス®（500）6 T および桂枝加朮附湯⑱2包1週間分処方し，さらにアラセナ® A 軟膏を皮膚病変部に塗布するように指示した。1週間後皮膚病変はやや小さくなる傾向がみられたが，痛みの改善はわずかであった。そこでしばらく桂枝加朮附湯⑱2包を継続することにした。アラセナ® A 軟膏も紅斑が消失するまで継続することとした。3ヵ月後に紅斑はほぼ消退したが，疼痛は続いていたので病名を「帯状疱疹後神経痛」に変更し，桂枝加朮附湯⑱を継続した。発症して約半年後，疼痛は消失し治療を終了した。

症例6　40歳代男性　　当初発疹がなく診断に難渋した帯状疱疹

　前胸部痛のため来院。まず器質的疾患の有無を確認するために胸部 X 線検査および心電図検査を行うが異常なし。肋間神経痛と診断しロキソニン® を処方したところ全く効果なし。約1週間後に再度来院。右上腕に小水疱を伴う小発赤疹を1ヵ所確認し帯状疱疹と診断した。

MESSAGE

胸部痛・背部痛は，命が切迫するような重篤な疾患の徴候かも！
患者の病態の重大性に五感を働かせるべし！

---

9 喘鳴

Common knowledge

●喘鳴の基本

　吸気相に喘鳴を訴える場合は，上気道の炎症，例えば百日咳や喉頭炎で生じるが，一般内科外来を受診することはまれである。一方，下気道の閉塞によって発生する呼気相の喘鳴は，しばしば遭遇する症状である。原因疾患は慢性閉塞性肺疾患，気管支喘息，喘息性気管支炎など呼吸器疾患と心臓喘息が主な原因疾患である。一般臨床の場において，喘鳴が気管支喘息によるものか，心臓喘息によるものかの鑑別に難渋することがある。適切に対応しないと治療が逆効果になることがあり，慎重に判断する必要がある。

●よくみられる原因疾患

①気管支喘息
②喘息性気管支炎
③心臓喘息

　多くの気管支喘息患者は，気管支喘息の既往歴があったり，最近まで気管支喘息として治療していたという現病歴を持っていたりするので，問診がきわめて重要である。呼吸音を聴取すると呼気相に喘鳴を聴取する。風邪症候群を引き金に喘息発作が始まることが多い。気管支喘息の重積発作の患者が診療所を訪れることはまれであるが，医師会の夜間診療所に当番で出務していると，呼吸困難と強い喘鳴を訴える患者の診察を依頼されることがある。直ちに受け入れが可能な病院へ紹介すべきである。

　一方，心臓喘息は突然の喘鳴・咳・呼吸困難で発症する。呼吸音のみでは気管支喘息との鑑別が困難な場合がある。気管支喘息の既往の有無，左心不全の原因となりうる動脈硬化性疾患などの基礎疾患の有無などによって鑑別する。気管支喘息の既往がない高齢者が気管支炎など呼吸器疾患に罹患すると，突然心臓喘息を発症し酸素吸入が必要なほどに呼吸状態が悪化し不幸な転帰を辿ることがあるので注意が必要である。

Must do

●基本の検査

　既往歴の問診が重要である。泡沫血性痰など痰を伴うか否かも重要なポイントである。気管支喘息の患者が気管支肺炎など混合感染を合併すれば痰を伴うかもしれ

ない。次いで呼吸音を念入りに聴診する。気管支喘息では呼気相の終末期に乾性の
ラ音を聴取する。心臓喘息では同期に湿性ラ音を聴取するが，心臓の鼓動が強いた
めに乾性か湿性か区別できないこともある。次いで動脈血酸素飽和度を調べる。気
管支喘息では重積発作でない限り下がっても94％程度である。一方心臓喘息では時
に90％以下低下することがあるので，早急に酸素マスクが必要となる。胸部 X 線撮
影が必要であるが，例えば自宅療養中の高齢者が心臓喘息を発症した場合は胸部 X
線撮影が困難であり，病院への救急搬送を優先した方がよい。気管支喘息では多少
の含気量の増加をみる程度であり，胸部 X 線撮影は必ずしも必要ではない。

●基本の処方

　気管支喘息発作のため喘鳴が強く呼吸困難を訴える患者には，緊急処置が必要で
ある。ステロイドの点滴静注，ボスミン® 皮下注，アレベール® の吸入などを行う。
発作緩解期であれば，フルタイドディスカス® とセレベントディスカス® を処方し，
吸入法を指導する。

　軽症の心臓喘息患者の場合は往診先や自院で処置を始めてもよい。尿素窒素・ク
レアチニン・NT-proBNP などを確認するため採血し，利尿を図る目的でブドウ糖
液に静注用ラシックス® を混和し，ゆっくり点滴静注する。症状の改善傾向がみら
れれば塩分制限を指示し，利尿薬と少量の β ブロッカーの内服を指示する。

Warning!!

●要注意事項

①気管支喘息か心臓喘息かの鑑別は必ずしも容易ではない

　心エコー検査は診断の役に立つが万能ではない。左室駆出率が良好でも心室の拡
張不全が原因で急性左心不全を起こすことがある。左室駆出率がよいから気管支喘
息であると即断してはいけない。

②高齢者が急性呼吸器感染症に急性左心不全を合併した場合

　高齢者では風邪をこじらせ気管支炎程度に進行しただけで急性左心不全に移行す
ることがあり注意すべきである。意識レベルが低下することもあり，発熱のためと
早合点してはいけない。急激に呼吸不全が進行している可能性がある。動脈血酸素
飽和度を確認し低酸素血症と判断すれば，直ちに病院へ救急搬送すべきである。

9 ● 喘鳴

症例1　90歳代女性　　左室駆出率良好の左心不全

　腎不全，洞停止のため心臓ペースメーカー装着中。朝から喘鳴が強いため往診を依頼された。聴診すると呼気相に強い喘鳴があった。動脈血酸素飽和度は95％と軽度に低下していた。頸静脈怒張，肝腫大，下腿浮腫など右心不全所見はみられなかった。とりあえずラシックス®1Aを静注し，症状が落ち着いたところでクリニックへ来院を促し，胸部単純X線検査を行った。心胸比の拡大はみられず肺門埋の増大など左心不全を積極的に疑う所見はみられなかった。翌日喘鳴と咳嗽が改善しないため，病院救急外来を受診した。緊急心エコー検査で左室駆出率が良好のため気管支喘息を疑われ帰宅。当院で初日に採血したNT-proBNPは2,200 pg/mLときわめて高い値であった。当方は気管支喘息の治療は行わずに左心不全として利尿薬の投与を継続し症状は軽快した。結局この患者は，駆出率は保たれていたが拡張不全のため左心不全になったものと推定された。

症例2　70歳代男性　　高齢者に体の冷えは禁物

　糖尿病，心筋梗塞，糖尿病壊疽のため片側の下肢切断術を受けていた。冬の季節でも薄着のままベランダで喫煙することを楽しみとしていた。突然の喘鳴のため往診を依頼された。喘鳴の他に咳嗽および呼吸困難を訴えた。両側肺野に主に呼気相に湿性ラ音を広く聴取した。動脈血酸素飽和度は89％と著明に低下していた。酸素吸入が必要と判断し病院へ救急搬送した。病院からの病状報告では急性気管支炎に伴う急性左心不全とのことであった。約1週間の入院で帰宅できた。本例のように高齢，糖尿病，心筋梗塞の既往など免疫力が低下した患者では，体の冷えから容易に呼吸器感染症を発症し，さらに急激に心臓喘息へと重症化しやすいので，速やかで適切な対応が必要である。

MESSAGE

気管支喘息と心臓喘息を取り違えるべからず！

---

10 動悸

Common knowledge

●動悸の基本

　動悸とは心臓の鼓動を強く自覚することであり，不整脈が原因である。上室性あるいは心室性の期外収縮が生じると，心臓からの血液拍出をほとんど伴わないため，次の正常脈の際に通常の拍出量の2倍の血液が心臓から拍出されて大動脈弁が強く大きく開口するため，その動きが心臓自体や頸動脈に強く伝わり動悸として自覚される。

●よくみられる原因疾患

①慢性心房細動
②慢性期外収縮
③上室性期外収縮
④心室性期外収縮

　慢性心房細動や慢性期外収縮の場合，本人は動悸を自覚しないことが多い。特に何かに夢中に取り組んでいる時やスポーツをしている場合は，動悸を自覚することは少ない。上室性期外収縮，心室性期外収縮のいずれにしても，ほとんどの症例では軽い安定剤で動悸を感じなくなることが多い。

Must do

●基本の検査

　血圧を測定する際に，脈の不整の有無を確認する。測定時間内に不整がなくても，他の時間には不整がある可能性があるので心電図検査は必須である。ただし心電図検査もほんの10秒間の記録であり，この間に不整脈がなくても必ずしも問題なしとはいえないので，本人が症状を訴える限りはさらに検査を進めるべきであり，検索にはホルター心電図検査を行う。心電図検査において洞頻拍/洞頻脈あるいは心房細動などを認めた場合，頻脈の原因が内分泌系疾患の場合も考慮して，カテコールアミン3分画や甲状腺ホルモン（FT3, FT4, TSH）を測定する。

●基本の処方

　脈拍数を多少落とすようにすれば動悸を感じなくなるので，ワソラン®あるいはβブロッカー（テノーミン®）を処方する。検査結果が明らかになってから，原因疾患に対する適切な治療を始めればよい。

10 ● 動悸

Warning!!

●要注意の症状・見逃しがちな疾患

①突然の失血やショック時

血圧の低下とともに頻脈となり，動悸を訴えることがある。この場合は顔面蒼白，冷や汗，全身苦悶感，さらには原因疾患特有の症状を現す。下血や吐血では大量の消化管出血による循環血液量の高度減少を想定し，輸血や大量補液が必要となる。

②突然の背部痛や胸痛とともに血圧の低下と頻脈

胸部大動脈瘤破裂，大動脈解離，急性心筋梗塞などにより，全身に十分な血液が行き渡らなくなった状態，すなわち心原性ショックあるいはそれに準じた重篤な事態を想定し，心臓血管外科の緊急手術ができる病院へ救急搬送しなければならない。

③激烈な腹痛とともに血圧低下や頻脈

腹部のきわめて重篤な病態に伴うエンドトキシンショックを想定すべきである。原因疾患として穿孔性腹膜炎，化膿性胆管炎，腸間膜動脈血栓症，絞扼性イレウス，ヘルニア嵌頓など重症急性腹症などが挙げられる。

症例1　50歳代女性　　突然の背部痛に動悸・頻脈・血圧低下は危険サイン

高血圧症として他院にて通院治療中であったが，突然の背部痛と動悸を訴え来院。顔面蒼白，苦悶様顔貌であった。血圧は 90/60 mmHg，脈拍は 100 以上の頻拍がみられた。胸部単純 X 線写真では大動脈弓の上方および左方への軽度拡張がみられた。心電図は洞性頻拍であるものの虚血性変化はみられなかった。大動脈解離を疑い造影 CT 検査を行ったところ上行大動脈から腎動脈起始部までの解離を認めたため，直ちに大学病院へ救急搬送した。

症例2　80歳代女性　　動悸と腹痛の原因が小腸壊死で不幸な転帰

高血圧症と骨粗鬆症のため当院に通院中であった。朝から動悸，腹痛，下痢および倦怠感があり夕方に往診を依頼された。苦悶様顔貌で血圧は 110/60 mmHg といつもより低く，脈拍は 96 と頻脈がみられた。腹部触診では臍部を中心に広く圧痛がみられた。急性腹症を疑い，クリニックに車いすで搬送し腹部単純 X 線検査を行ったところ，拡張した小腸ガス像が広範にみられた。早速近隣の病院へ紹介し，緊急開腹手術を受けたところ，小腸が広範に壊死していた。その部位を切除したが，急性腎不全のため 3 日目に死亡した。

症例3　60歳代女性　　動悸の原因がバセドウ病に伴う心房細動

　糖尿病のため通院治療中。動悸を訴え来院。心電図検査を行ったところ，心房細動であった。以前の心電図は正常調律であった。とりあえずレートコントロールが必要と判断しワソラン®2Tを処方した。2週間後来院し，動悸が改善しないと訴えた。顔貌を改めて観察すると両側眼裂が拡大し眼球も突出傾向がみられたため，バセドウ病を疑い甲状腺機能検査を行うとともに，ワソラン®に代えてテノーミン®2Tを処方した。数日後，血液検査の結果では，典型的な甲状腺機能亢進症パターンであった。早速メルカゾール®6Tを開始した。1週間後イライラ感が強く呼吸困難も訴えたため，胸部X線検査を行うと，明らかな心陰影の拡大がみられた。外来通院治療は無理と判断し近隣病院内分泌内科へ紹介することにした。翌日，病院受診前に自宅で意識レベルが低下しているのを家族に発見された。救急搬送するように家族に指示した。数日間集中治療室で治療を受け回復した。

MESSAGE

急速に病状が悪化する場合は，早めに病院へ紹介すべし！
本人の訴える症状と客観的な病態観察で見極めるべし！

11 腹痛

Common knowledge

●腹痛の基本

腹痛の原因となる疾患は実に多彩である。胃・十二指腸疾患，膵・胆道系疾患，肝疾患，小腸大腸疾患，泌尿器系疾患，婦人科系疾患，血管系疾患など，腹部臓器の疾患全てが腹痛の原因となりうると考えて間違いはない。腹部臓器以外でも，例えば下壁梗塞では横隔膜を介して心窩部痛をきたすことがあり注意を要する。

●よくみられる原因疾患

①心窩部痛：急性胃炎・慢性胃炎・急性膵炎・慢性膵炎・急性虫垂炎・下壁梗塞など

②右季肋部痛：急性肝炎・胆石症発作・急性胆嚢炎・十二指腸潰瘍など

③左季肋部痛：急性膵炎・慢性膵炎・脾湾曲症候群・脾疾患など

④臍部痛：小腸疾患・横行結腸疾患・腹部大動脈瘤など

⑤右側腹部痛：右腎尿管系疾患・上行結腸疾患・便秘症など

⑥左側腹部痛：左腎尿管系疾患・下行結腸疾患・脾疾患など

⑦下腹部正中痛：S状結腸疾患・大動脈/総腸骨動脈疾患・膀胱炎・婦人科系疾患など

⑧右下腹部痛：急性虫垂炎・回盲部疾患・右卵巣腫瘍など

⑨左下腹部痛：S状結腸疾患・左卵巣腫瘍など

⑩広範囲の腹痛：イレウス・腹膜炎・卵巣嚢腫など

これらを鑑別することこそ消化器内科医の真骨頂である。まず重症度を判定しトリアージを行う。すなわち自院に患者を留めて検査・診断・治療を行うのか，早急に病院へ搬送あるいは紹介すべきかを心積りしながら診察を進める。病気の発生頻度はきわめて重要な要素である。まれな疾患の可能性は後回しにすればよい。例えば若い人が突然の吐き気・嘔吐を初発症状として発症し心窩部痛を訴えて来院した場合，急性胃炎・胃潰瘍など胃疾患を想定するよりも，むしろ急性虫垂炎の頻度が高いことを考えながら腹部の触診を念入りに行う。このような場合の診断の的中率

は 90％以上である。

　病悩期間，疝痛か鈍痛か，空腹時痛か食後痛か，便痛異常の有無，吐き気・嘔吐の有無などを聞きながら，主病変の存在部位や病名の絞り込みを行う。病名を絞り込めば無駄な検査を行わなくて済む。

Must do

●基本の検査

　患者をベッドに寝かせ丁寧に触診する。本人が腹痛を訴える部位から遠い部位から順次，自身の右手2～4指の掌側全体で軽く圧迫し，最も強く圧痛を訴える部位に主病変があると見当をつける。腹壁の筋の固さ（筋性防御）を確認する。圧痛を訴える部位を必ずカルテに図示する。圧痛の強弱も後で確認できるようにスケッチする。腹痛以外の腹部症状を訴える患者に対しても，必ず腹部の触診を行うようにしたい。これまで確認されていなかった重大な疾患の発見につながるかもしれない。著者は下痢のため当院を初めて受診した患者の腹部を触診し，破裂が切迫した腹部大動脈瘤を発見したことがある。

　腹部単純X線検査は腹痛疾患の病態の把握のためにぜひ行いたい。問診・腹部触診・腹部単純X線検査で病名をある程度絞ることができたら，診断の精度を上げるために最低限必要な検査を行う。急性胃炎や胃十二指腸潰瘍ならば上部消化管内視鏡検査，急性膵炎ならば腹部超音波検査あるいは腹部CT検査と膵酵素，というように行うべき検査を選択実行する。

●各腹痛疾患の検査の進め方と治療

①急性胃炎（急性胃粘膜病変）

　激しい痛みを訴えるが，急性胆嚢炎や急性膵炎などのように血液検査異常を示さない。できれば速やかに上部消化管内視鏡検査を行い，診断を確定する。それによって患者の不安感がなくなり，治療効果が格段に上昇する。食事をしてきた場合や内視鏡検査ができない場合は，まず「急性胃炎疑い」の病名でガスター® D（20）2 T（朝食後と就寝前）およびマーズレン® S 1.5 g（各食後2時間）を1週間程度処方し，後日改めて内視鏡検査を行う。激しい腹痛を発症する数時間前に，イカ・サバ（酢サバを含む）・サーモンなどの刺身を摂取した場合は，胃アニサキス症を疑い，緊急内視鏡下虫体を確認する。虫体の多くは胃体中部から下部にかけての大弯側に発見されることが多い。頭部を粘膜内に突っ込んでいる。頭部と尾部の判別は困難であるが，刺入している頭部の周囲の胃粘膜には発赤がみられる。尾部は自由に動いていて胃粘膜に発赤はみられない。生検鉗子を用いて必ず頭部を把持しなけ

11 ● 腹痛

ればならない。虫体を取り出すと直ちに腹痛が消失する。

②胃十二指腸潰瘍

　数日～数週間前から，主に空腹時痛がある場合あるいは黒色便があった場合はまず本症を疑い，緊急内視鏡で確定診断する。治療は，ガスター®D（20）2Tあるいはタケプロン®（15）1T，およびマーズレンS（0.5）3包を2週間程度処方する。同時にヘリコバクター・ピロリ菌（HP）抗体を検査するために採血し次回受診時に結果を説明する。胃潰瘍では8週間，十二指腸潰瘍では6週間を目途に内服治療を継続する。激しい痛みのため歩行困難，ベッド上では左右いずれかの側臥位で，膝を腹部に寄せエビのような体位しかできない場合は，胃十二指腸潰瘍の穿孔を疑う。立位の胸部単純X線写真で横隔膜下にガス像を認めれば，診断を確定できる。十二指腸球部潰瘍の穿孔の場合は肝下面に遊離ガス像を認めることがある。開業医では対応できないので直ちに病院へ救急搬送する。

　内視鏡検査にて胃十二指腸潰瘍あるいは萎縮性胃炎を認め，さらにHP抗体が陽性であればHPに対する除菌治療を行う。プロトンポンプ阻害薬（PPI）[例えばタケプロン®（15）2Tあるいはパリエット®（10）2Tなど]，パセトシン®（250）6Tおよびクラリスロマイシン（200）2Tの計10錠を朝夕食後に分けて7日分処方する。副作用として多少便が軟らかくなることがあるが，中断せずに1週間継続するように指導する。服薬終了時から1ヵ月以上経過後，専用容器に便を採取し持参させる。便中のHP抗原が陰性になれば除菌成功，陽性であれば再除菌する。再除菌ではクラリスロマイシンをフラジール®（200）2Tに変更し，初回除菌治療と同様に1週間分処方する。当院の除菌成功率は初回で80％，再除菌で98％である。

③急性胆嚢炎・胆石症発作

　心窩部からやや右季肋部にかけて頑固な痛みがある。鈍痛のことも疝痛のこともある。吐き気・嘔吐・発熱を伴うことが多い。胆嚢が腫大していると圧痛部位は右肋骨弓下から臍部右側まで広く認められる。白血球数増多，CRP高値，肝機能異常，特に胆道系酵素の異常や総ビリルビン値の上昇を伴えば，総胆管結石も考慮する。診断を確定するために直ちに腹部超音波検査を行う。胆嚢の腫大，胆嚢壁の肥厚，胆嚢内に胆石，胆泥，胆砂を認めれば胆石胆嚢炎と診断する。胆嚢内に結石を認めなくても胆のうの腫大が認められれば無石胆嚢炎として治療を開始する。抗菌薬（ロセフィン®1g）を点滴投与し，痛みがあればブスコパン®の静注も行う。重症感がなければ，外来治療で治療を完了することが可能であるが，頻繁に通院するように指示し，病院への紹介のタイミングを計らなければならない。フロモックス®3T，ウルソ®（100）2T，スパカール®2～3Tを1週間程度処方し，疼痛時ブ

JCOPY 88002-873

51

スコパン®１Ｔを頓用させる。悪寒戦慄や高熱などの重症感があれば病院へ紹介した方が無難である。

④急性膵炎・慢性膵炎急性増悪

　急性膵炎では，激しい心窩部痛を訴えるが，穿孔性腹膜炎ほどの激しさはなく，多くは歩行可能である。高脂肪食摂取後あるいは大量の飲酒後数時間で発症する。腹部触診では剣状突起と臍部との中間点付近に最も強い圧痛を示す。圧痛点が不明の場合，半坐位で触診すると左肋骨弓下に圧痛を訴え，そのちょうど背側に殴打痛を認める。直ちに膵炎を疑い腹部単純Ｘ線検査，血液一般検査，CRP，アミラーゼ，TG，GOT，GPT，γGTP，ALPを測定し，FOYあるいはフサン®を点滴し，ブスコパン®を静注し，除痛を図る。さらに腹部超音波検査を行い，膵の腫大や主膵管の変化，膵周囲の液体貯留を確認する。処置によって症状の改善がみられなければ，病院へ救急搬送する。血清膵酵素の検査結果が判明するまでに時間を要する場合で，しかも急性胃炎か急性膵炎か鑑別が困難なことがあるが，その場合はより重症化しやすい急性膵炎あるいは慢性膵炎の急性増悪を想定し対応する。比較的軽症であれば，１日目は水分のみ，２日目以降は自発痛の程度によって自己判断で粥を開始してもよい。もし粥でも腹痛が再燃するようであれば，直ちに受診させ対応する。

　上腹部の鈍痛を繰り返し，圧痛部位が上腹部正中からやや左側にある場合は慢性膵炎を想定する。両下肢を伸ばして左右肋骨弓下に手指を上方に押し上げるように圧迫する。胆膵疾患では右に強い圧痛を訴えることがある（右胸脇苦満）。このようなとき柴胡桂枝湯⑩を処方するとよい。柴胡桂枝湯⑩は慢性膵炎の疼痛対策として有用である。アミラーゼやリパーゼの血中濃度は発作中のごく短期間には上昇するが，すぐに正常化してしまう。一方トリプシンは発作によっていったん血中へ逸脱すると，半減期が長いため数ヵ月間血中レベルが高い状態を持続する。したがって血清トリプシン濃度の測定は慢性膵炎の診断に有効である。診断が確定するまでは，柴胡桂枝湯⑩を定期的に内服し，痛みがあればブスコパン®あるいはボルタレン®坐薬を用いてもよい。トリプシン値が高い場合は慢性膵炎と診断し，フォイパン®を定期的に服用させる。痛みが強ければスパカール®を同時に定期で処方する。痛みが軽ければスパカール®を痛いときのみ頓用で１錠服用するように指示する。同日あるいは後日に画像診断のために腹部超音波検査あるいは腹部CT検査を行う。特に膵癌などによる占拠性病変の有無および主膵管の異常を念入りに確認する。

　膵炎の原因として，アルコール性・胆石性・高脂血症性・自己免疫性・特発性・妊娠などが挙げられる。膵炎を発症し受診した時点で，鑑別できる場合とできない場合がある。特に女性では原因を明らかにできないことが多い。その場合はしばし

11 ● 腹痛

ば特発性として処理されるが，実際には発症時に一過性の高TG血症を伴っている可能性がある。中性脂肪の血中半減期は通常30分程度と短く，医療機関を受診し採血する時点では正常化してしまう可能性がある。何を摂取した時に腹痛を発症するかを問診することが治療と予防に役立つ。

⑤イレウス（腸閉塞）

癒着性イレウスは開腹手術の既往がある場合に繰り返し発症する。まず便秘から始まり，腹痛・吐き気・嘔吐を訴える。腹部を触診すると，瘢痕部付近に圧痛を認める。腹部単純X線写真を撮影し，ガス像を確認する。小腸が拡張し蛇行する係蹄を認める場合は病院へ紹介した方が無難である。ただし自覚症状が軽度の場合は通院で様子をみることができる。血液一般検査とCRP検査を行い，補液を行う。抗コリン薬は疼痛除去と拡張した腸の緊張を除く効果（鎮痙作用）があり有効である。吐き気対策としてプリンペラン®やナウゼリン®は投与せず，絶食にした方がよい。ミネラル・糖分を含有するスポーツドリンクを少量ずつ摂取させる。腹痛が改善しガスが出れば粥から開始するように指示する。大建中湯⑩は腸管の血流を改善することによって腸蠕動を促進する作用がある。1日2回各1包を約100 mLの熱湯で溶解し飲用するように指示する。イレウス状態から離脱して腹部症状が消失してからも，定期的に毎日1包の服用を継続し，イレウスの再燃を防止するとよい。腹部超音波検査で限局性の腹水貯留を認めることがあり，その場合は腹膜炎の予防を考慮して当初から抗生物質の点滴投与および内服治療を行った方がよい。

開腹手術の既往がない場合は絞扼性イレウスを考慮する。当院では急性虫垂炎・急性憩室炎・上腸間膜動脈症候群・腸間膜動脈血栓症・S状結腸癌などを経験した。特に腸間膜動脈血栓症は病態が重篤でありかつ緊急処置を要する。エンドトキシンショック・DIC・腎不全へと進行し，不幸な転帰を辿る可能性が高いので，まず急性腹症と診断して直ちに病院へ救急搬送するべきである。

イレウスの原因として，鼠径ヘルニア，閉鎖孔ヘルニア，大腿ヘルニア，腹壁瘢痕ヘルニアなどのヘルニア疾患がある。鼠径ヘルニアの場合，両側鼠径靭帯付近まで下着を下ろし観察しなければ見逃す可能性がある。冷や汗と呼吸困難を主訴として大学病院総合診療科を受診したが原因不明のまま一般病院へ転院し，その際担当した著者が血液ガス分析のため大腿動脈を穿刺しようと右鼠径部を露出したところ，右鼠径ヘルニアの嵌頓を発見したことがある。また高齢女性に発症したイレウスの原因を究明するために腹部CT検査を行い，大腿四頭筋の中に入り込んだガス像を認め，閉鎖孔ヘルニアを術前に診断できたことがあった。

⑥急性虫垂炎

　最も頻度が高い疾患である。若い人が突然吐き気を催して受診した場合，まず本症を疑いながら診察を進める。丁寧に腹部を触診する。主に胃部痛を訴えていても，心窩部の圧痛はあっても軽度であり，右腹直筋付近の抵抗と圧痛を認める。次に Blumberg，McBurney，Lanz，Rovsing，Rosenstein など虫垂炎の教科書的所見を確認する。腹部単純 X 線検査，血液一般検査，CRP 検査，腹部超音波検査あるいは腹部単純 CT 検査を行う。採血の針を利用してそのまま抗菌薬(例えばロセフィン® 1 g) を点滴する。38 度以上の高熱や頑固な腹痛や不快感があり，右下腹部の強い抵抗圧痛，エコー上虫垂の腫大が顕著で局所的に腹水の貯留を認める場合などは，外科手術の適応があり，病院へ紹介する。高齢者では右下腹部痛，吐き気，発熱など典型的な症状に乏しく，突然便秘のみが出現する場合があり注意が必要である。丁寧な腹部の触診によって圧痛部位を同定し，CRP や腹部単純 CT を行い本症の存在を見逃さないようにする。

　若い女性では右卵巣嚢腫の外膜が炎症を起こし，その炎症が盲腸虫垂付近に及ぶと，急性虫垂炎と見間違えることがあり，腹部超音波検査で除外診断することが必須である。ちなみに卵巣嚢腫は軟式テニスのボールのように柔らかいため，腹部触診で腫瘤として触知できない。その他盲腸から上行結腸下部の憩室炎を発症した場合，急性虫垂炎との鑑別が困難である。この場合，抗菌薬を投与することは虫垂炎への対応と変わらないので，あえて鑑別診断を優先する必要はない。また子宮外妊娠のため激烈な右下腹部痛を発症することがある。この場合は腹腔内に大量の出血がみられ，急速に循環動態が悪化するので，血圧の低下や頻脈など前ショック状態に陥っている場合がある。画像検査を行う前に病院へ紹介した方が無難である。

⑦尿管結石

　尿管結石は，腹痛を主訴として受診する場合がある。特に深夜から早朝にかけて腹痛を訴える中高年男性が救急外来を受診した場合，本症を念頭に置き診断を進める。本人は腹痛を訴えるものの，左右いずれかの腰に手を当て，少し腰を反り気味に歩行するので，歩く姿勢によって見当をつけることができる。血尿の有無，高尿酸血症の既往などを詳しく問診する。圧痛部位は腰痛を訴える側の側腹部から鼠頸部にかけてみられる。まず尿検査と腹部単純 X 線撮影を行う。腹部超音波検査も行い，腎盂や尿管の拡張と結石を確認する。痛みに対してボルタレン® 坐薬やインテバン® SP の内服が効果的である。結石溶解剤ウロカルン® 6 T，高尿酸血症があればフェブリック® 1～2 T，ウラリット® U 2～3 g を 2 週間程度処方し経過観察する。画像診断で腎盂の珊瑚状結石を認める場合は ESWL の適応があり，泌尿器科へ紹介する。

54

11 ● 腹痛

⑧診断が困難な胃腸疾患

　激しい腹痛あるいは頑固な腹痛を訴えるが，診断の決め手となる所見が乏しく治療に難渋する疾患に遭遇することがある。

【好酸球性胃腸炎】

　好酸球が消化管に浸潤し障害を起こし，機能を障害する疾患を総称して好酸球性消化管障害と呼ぶ。特に胃・小腸・大腸に病変が存在し機能障害を起こす場合を好酸球性胃腸炎と呼ぶ。食物抗原によってサイトカインが生成されると骨髄において好酸球の産生・分化・活性化・延命および eotaxin への反応が亢進する。好酸球が粘膜局所へ浸潤すると，①メディエーターが放出され炎症が起きる，②マスト細胞の脱顆粒が起き，ヒスタミンや蛋白分解酵素が放出され平滑筋が収縮，TGF-β やbFGF が放出され線維芽細胞が活性化され線維化が起きる，③EDPGs が放出され上皮細胞傷害が起きる。このような機序が想定されている。

【アニサキス腸症】

　海産物（サケ・イカ・サバなど）を生食した際にアニサキスを一緒に摂取することによって発症する。アニサキスが胃内に留まって胃粘膜に頭部を刺し入れると，胃アニサキス症を発症し，この場合は緊急上部消化管内視鏡下，虫体を摘出すれば解決する。一方虫体が胃を通過し小腸に達するとアニサキス腸症を発症する。虫体がとどまっている部位はさまざまであり，確認することは困難であるので，近々の食事内容を問診し推定するしかない。腹部単純 X 線写真にて一部に小腸ガス像を認める。虫体はおよそ 1 週間で便とともに排泄されるので，その間は腹痛時に抗コリン薬を頓用で処方して経過をみればよい。

【IgA 血管炎（ヘノッホ・シェーンライン紫斑病）】

　本疾患は若年者に多くみられる激しい腹痛と紫斑を主徴とする疾患であるが，発病初期に紫斑がみられるとは限らず確定診断に難渋することがある。本症では腸管壊死を発症すると病態が重篤であり，早めに対応しなければならない。腹部単純 X線検査で小腸ガス像を認める以外に診断の決め手を欠く場合では本症の存在を想定し，早急に上部消化管内視鏡検査を行い十二指腸下行脚の粘膜生検を行う。組織診断で粘膜下の血管炎を証明できればステロイド治療を開始する。

Warning!!

●見逃しがちな疾患・重視すべきこと

①医療の現場では，教科書に記載されているような症状が揃わない例に遭遇することがあると心得る

　ケチャップ様血便のない腸重積，右下腹部に圧痛のない急性虫垂炎，皮膚に紫斑が出現しない IgA 血管炎（ヘノッホ・シェーンライン紫斑病）などを筆者は経験した。

①自分の知識・経験・技量および患者の病状によって，それ以上は自分では扱えないと判断したら，速やかに病院消化器内科へ紹介する

　診断・応急処置を進める過程で，患者の苦痛に対する改善効果がみられない時は，入院治療が必要と考え，病院へ紹介すべきである。イレウスを繰り返す同一患者でも，処置によって症状が楽になり帰宅できる時もあれば，腹痛・吐き気が続き病院へ紹介する時もあり，臨機応変に対応する。

②検査結果よりも症状や理学的所見を重視した方が医療ミスは少ない

　症状や理学的所見から想定した病名・病態と検査所見とが食い違うことがある。その場合は症状や理学的所見を重視すべきである。たまたま自分が選択した検査では異常所見が得られない病態かもしれない。

症例 1　60 歳代男性　　症状と血液検査結果が一致しなかった無石胆嚢炎

　高血圧症で通院中に右上腹部疝痛・悪寒・食欲不振のため受診。腹部触診で右季肋部に圧痛があった。腹部超音波検査では胆嚢腫大と壁肥厚あるも胆石・胆泥なし。無石胆嚢炎と診断し血液検査を行い，ロセフィン® 1 g を点滴静注した。抗菌薬とウルソ® の内服を開始した。翌日は腹痛がやや軽減。3 日目には腹痛なく，倦怠感が改善した。7 日後，GOT 114 U/L，GPT 150 U/L，ALP 1,110 U/L，総ビリルビン 4.3 mg/dL，アミラーゼ 304 U/L と生化学検査値は上昇したが，熱発・吐き気・倦怠感などの自覚症状はほとんどみられなかったので，そのままウルソ® とスパカール® を継続した。その後の経過は順調であった。

症例 2　80 歳代男性　　急性胆嚢炎の症状は改善したが胆道系酵素の異常が続く

　倦怠感のため当院受診。右上腹部に圧痛があり早速腹部超音波検査を行ったところ，胆嚢は緊満し内部にデブリスを認めた。急性胆嚢炎と診断し，ウルソ®，抗菌薬を開始した。翌日判明した肝機能検査では GOT 100 U/L，GPT 136 U/L，γGTP 651 U/L，ALP 2,234 U/L，総ビリルビン 2.6 mg/dL，CRP 3.97 mg/dL と胆道系酵素の著明な異常高値を認めた。その後症状の改善はみられたが，肝機能の異常が続いたため病院消化器内科へ紹介した。検査の結果，自己免疫性膵炎が疑われさらに大学病院へ転院した。ステロイド投与にて軽快した。

11 ● 腹痛

症例3　40歳代男性　　臨床的に急性膵炎と診断したが血清アミラーゼ値は正常範囲内

牛すき焼きと大量の日本酒を摂取。翌日未明から激しい心窩部痛を生じ，救急外来を受診し，急性膵炎を疑われ入院。翌朝の検査では血清アミラーゼ値は正常範囲内であったが，血清中性脂肪（TG）値が5,320 mg/dLと極めて高値であった。腹部超音波検査およびCT検査では膵全体の腫大がみられた。血液を試験管に入れ24時間静置したところ，血清は乳状であった。家族歴を調べると母親と弟が高TG血症であり，家族性脂質異常症Ⅴ型であった。高脂血症膵炎と診断し治療を開始した。血清アミラーゼ値が正常範囲であったのは，測定法が比色法であり，カイロミクロンが測定を阻害したためであった。なお酵素法で測定した同一検体の血清リパーゼおよびエラスターゼ1値は著明に高値であった。

症例4　70歳代女性　　鶏のから揚げが引き起こす一過性の脂質異常症

慢性膵炎として通院治療中であったが，しばしば深夜に腹痛発作を発症し，数日間の入院を繰り返していた。入院時の血清アミラーゼ値は正常範囲上限の2倍程度であった。原因不明の特発性膵炎と診断したが，何らかの誘因があるだろうと詳しく聞き出すと，夕食に鶏のから揚げを食べると腹痛を起こすとのことであった。一過性の高脂血症による慢性再発性膵炎と診断し，膵炎予防のために夕食後にフィブラート系薬剤を1T服用するようにした。その後は膵炎発作を起こしていない。

症例5　60歳代男性　　特定の食物を摂取すると激しい腹痛

慢性膵炎と潰瘍性大腸炎のため治療中であった。10日前から食事とは無関係に心窩部不快感，悪心嘔吐，咽頭部不快感が続いていた。高脂肪食を摂取した翌日に症状が急激に増強。腹部CT検査を行ったところ，胃および十二指腸の壁の肥厚と多量の食物残渣が認められた。急性胃炎を想定してガスター®とマーズレン®Sを処方した。翌日昼ごろから激しい上腹部痛が起き来院。早速上部消化管内視鏡検査を行った。十二指腸球部から下行脚への移行部に発赤と潰瘍瘢痕様狭窄がみられた。下行脚に粘膜面の炎症，発赤，軽度浮腫がみられたので生検を行った。好酸球性胃腸炎と診断しソルコーテフ®100 mgを点滴したところ激しい痛みは若干軽減した。その後の病理検査では十二指腸粘膜下組織に好酸球の浸潤がみられたが，血管炎の所見はみられなかった。

症例6　10歳代男性　　診断の決め手を欠く激しい上腹部痛

突然の激しい上腹部痛のため来院。診断の決め手に欠けて難渋していたが，入院3日目に両足背に紫斑がみられることを担当看護師から報告を受け，ヘノッホ・シェーンライン紫斑病を想定した。上部消化管内視鏡検査を行い，十二指腸下降脚の粘膜に発赤と浮腫がみられ，生検の結果では粘膜下の小血管周囲に炎症性細胞の浸潤がみられた。ステロイドの投与で軽快した。

MESSAGE

病状が重篤であれば，直ちに病院へ搬送すべし！

12 吐き気・嘔吐

Common knowledge

●吐き気・嘔吐の基本

　吐き気・嘔吐は消化器系疾患のみならず，泌尿器系，代謝異常，脳神経系疾患，あるいは耳鼻咽喉科領域の疾患でもみられる一般的な症状である。感染性胃腸炎や急性虫垂炎の比較的早期には，細菌あるいはウイルスの毒素によって吐き気・嘔吐を発症する。肝や腎の皮膜が何らかの原因によって進展した場合や胆道内圧が上昇した場合は迷走神経系を介して吐き気・嘔吐をきたす（Vago-vagal reflex）。糖尿病ケトーシスや尿毒症ではそれぞれケトン体あるいは尿素窒素による中毒症状として吐き気・嘔吐を生じる。脳圧亢進症も吐き気・嘔吐の重大な原因疾患である。病態を把握して適切な処置を講じる。

●よくみられる原因疾患

①脳圧亢進症（急性および慢性硬膜下血腫，脳腫瘍，脳炎など）

②メニエール病・良性発作性頭位めまい症・前庭神経炎）

③胃内圧の亢進（上部消化管出血，幽門狭窄，イレウス，腸炎による腸蠕動の低下など）

④迷走神経反射（急性胆嚢炎　急性肝炎，水腎症，急性腎盂腎炎など）

⑤急性中毒（糖尿病，尿毒症，薬物，黄色ブドウ球菌食中毒など）

　吐き気・嘔吐以外の症状にも注目しながら原因疾患を推定する。吐物の内容にも着目する。多量に嘔吐すると胃酸を失うため水分とミネラルの喪失が大きく低Cl性アルカローシスに陥るので，NaCl入り補液治療を早急に施行する。

Must do

●基本の検査

　問診が重要である。既往歴・現病歴によって可能性のある疾患名を念頭に置く。関連する症候を確認すれば病名を推定できる。血圧と脈拍は循環動態を知る上で重要である。腹部単純X線撮影，次いで胆道疾患を疑う場合は腹部超音波検査，脳圧亢進症が疑われる場合は頭部CT検査などを行う。検査項目を絞り込みながら採血

12 ● 吐き気・嘔吐

検査項目を決定する。血液検査では最低限，貧血・脱水（BUN・クレアチニン）・電解質・血糖値を測定する。

●各原因疾患に対する基本の処方

①耳鼻咽喉科系および脳神経系疾患

回転性のめまいや浮遊感を伴えば，メニエール病や良性発作性頭位めまい症を疑う。起き上がると誘発される場合は小脳病変の存在を疑う。血圧の上昇を伴えば，脳循環不全や一過性脳虚血など脳血管疾患の前兆の可能性を考える。意識障害を伴えば，脳内出血，硬膜下血腫，脳腫瘍など脳内の占拠性疾患の存在を疑い，速やかに頭部 CT 検査を行う。また頭痛と熱発を伴えば脳炎や髄膜炎など脳神経系炎症性疾患を考慮する。

②消化器系疾患

腹痛，腹部膨満感，便痛異常など消化器症状を伴えば消化器系疾患の存在を疑い，腹部の理学的所見を綿密に行い適切な検査を選択する。圧痛部位から胃，肝臓，膵臓，胆嚢，小腸，大腸，虫垂など主病変部位に見当をつけて検査を進める。下痢患者は感染性腸炎を疑い便培養と補液を行う。プリンペラン®やナウゼリン®など制吐剤を用いるような対症療法は行うべきではない。なぜなら，制吐剤によって一時的に吐き気を抑えて食物を胃の中に入れても，原因が除去されない限り結局は嘔吐し，かえって体力を消耗させ，疾患の治癒が遷延してしまうからである。絶食によって消化管の安静を保つことが重要であり，原因疾患の治療を優先させるべきである。

まず腹部単純 X 線検査を行う。胃腸のガス像を確認する。上腹部イレウスでは腸管内ガス像が乏しいが，吐き気・嘔吐が激しい。幽門狭窄や上腸間膜動脈症候群の存在などを想定する。補液のみでは症状の改善を望めない場合は病院へ紹介すべきである。小腸ガスの存在は炎症に伴う一過性の腸管蠕動運動の低下，イレウスを想定する。若い患者で突然の吐き気・嘔吐から症状が始まる場合，最も多い疾患が急性虫垂炎である。吐き気が続く初期では保存的治療で完治する可能性があるので，白血球数や CRP 値を測定し，抗菌薬（例えばロセフィン® 1 g）を点滴投与し，さらに腹部超音波検査で虫垂の腫大，糞石の有無，虫垂周囲の液体貯留などを確認したり，腹部 CT 検査で虫垂付近の炎症の拡がりを確認する。

腹壁に手術瘢痕があれば，腸管癒着が必ず存在し，癒着性イレウスを発症している可能性を考える。小腸ループの拡張が顕著で激しい嘔吐を繰り返す場合は，胃ゾンデやイレウスチューブの挿入が必要となるので病院へ紹介すべきである。中等症以下の場合は必ずしも入院治療は必要ない。腹部超音波検査や CT 検査にて腹水の貯留を認める場合は腹膜炎への進展が懸念されるので抗菌薬の点滴投与や内服を指

示する。吐き気が続く限り絶食させ，少量ずつスポーツドリンクを飲用させる。大建中湯⑩は腸管の血流を改善することによって平滑筋の運動を活発にするので1日2包服用させる。熱湯に溶解して温かいうちにゆっくり飲用するとよい。

　膵胆道系疾患も吐き気・嘔吐の原因となる。胆石症発作や急性胆囊炎では胆囊が緊満し，迷走神経反射のため吐き気・嘔吐を伴う。右季肋部に圧痛があれば本症を疑い腹部超音波検査を行う。胆囊内の結石・胆砂・胆泥などの有無，胆囊の腫大や胆囊壁の肥厚などを確認する。胆管系にも着目する。腹部圧痛部位によっては膵炎の可能性も考慮し，膵臓の腫大や主膵管の拡張なども注目する。膵胆道系の疾患の可能性があれば血液一般検査や肝胆道系酵素検査を行うとともに抗菌薬の点滴投与，疼痛が強ければブスコパン®の静注あるいはボルタレン®坐薬の使用も試み，苦痛改善も図る。急性胆囊炎と確定診断できれば，ウルソ®および抗菌薬を5日～1週間分処方する。軽症であれば保存的治療で胆石発作や急性胆囊炎は治癒可能であるが，患者の苦悶感が強い場合は急性胆囊炎や胆管炎からエンドトキシンショックへと移行し不幸な転帰を辿ることがあり，躊躇せずに病院へ紹介した方がよい。また胆石発作や胆囊炎を繰り返している場合は，胆囊摘出手術の適応であり，病院消化器外科へ紹介する。急性膵炎は開業医の立場では対応が困難なので病院消化器内科へ紹介する。

③泌尿器系疾患

　吐き気・嘔吐を発症することは少ないが，急性腎盂炎や腎囊胞内出血などによって腎が腫大し，腎周囲被膜が伸展すると吐き気・嘔吐の原因になり得る。疼痛部位を同定し腎疾患が疑われたら腹部超音波検査や尿検査を行い，尿路感染症が疑われたら，尿の細菌培養を行う。さらに抗菌薬の点滴投与を行い，抗菌薬を最低5日間内服させる。尿管結石が嵌頓し腎盂が拡張し水腎症に進むと腎被膜が進展し吐き気を催す。腹部超音波検査にて腎盂の拡張を確認したら，ウロカルン®6Tおよびウラリット®3g（高尿酸血症の患者）を2週間処方する。痛み止めはインテバン®の頓用がよい。ただしムコスタ®による胃粘膜保護を忘れないこと。

④循環器系疾患

　急性心筋梗塞や不整脈のために，脳への十分な血流量が維持できないと，脳の酸素不足を生じ，吐き気あるいは嘔吐をきたすことがある。血圧測定の際に必ず脈拍もチェックし，血圧の低下や頻脈あるいは不整脈の有無を確認し，速やかに心電図検査を行う。高度のストレスが原因で突発性に心房細動や上室性期外収縮の連発を発症すると，一過性の脳虚血状態に陥るために，前胸部から頭部にかけてこみ上げるような不快感を生じる。

12 ● 吐き気・嘔吐

Warning!!

●要注意事項

①自分の専門領域の疾患による吐き気・嘔吐と思いこんではいけない

　吐き気・嘔吐は患者本人が消化器内科で診てもらいたいと思いこんで受診する場合が多い。病院外来の担当看護師が振り分けている場合もあるが，その判断が正しいか否かは不明である。初診患者を担当する医師は，適切な判断が求められる。吐き気・嘔吐の原因は多種多様であり，担当医は自分の土俵内の患者であると決めつけずに広い視点で考えなければならない。

症例 1　70 歳代女性　　吐き気と嘔吐のため消化器疾患を疑い，内視鏡を予定したが…
　吐き気と嘔吐を繰り返すため入院。若い消化器科内科医が上部消化管内視鏡検査を予定していたが，部長回診の折に診察すると仰臥位では吐き気・嘔吐はなく，また上腹部に圧痛も全くみられなかった。そこで坐位にすると突然激しい吐き気を催した。内視鏡検査を中止とさせ頭部 CT 検査を行うと，小脳腫瘍が認められたため，直ちに脳神経外科へ転科した。

症例 2　80 歳代女性　　高度亀背女性の上部消化管イレウス
　食道アカラシアと骨粗鬆症に伴う亀背のため通院中。朝から吐き気・嘔吐を繰り返すため来院。吐血はみられず，吐物は多少の胆汁が混入した胃液であった。腹部触診で上腹部に軽度の圧痛がみられた。腹部単純背臥位 X 線検査では骨盤にまで拡大した胃内ガス像を認めた。上腹部イレウスを疑い病院へ紹介した。病院からの報告では CT 検査により上腸間膜動脈症候群と診断され，多めの補液を行い約 1 週間後に退院できたとのことであった。亀背と胸焼けによる低栄養が原因と考えられた。

───── MESSAGE ─────

吐気・嘔吐の原因は多種多様。迅速かつ適切な判断が求められる。
随伴症状や理学的所見を重視すべし！

---

13 黄疸

Common knowledge

●黄疸の基本

　皮膚黄染と黄疸は同義ではない。カロチンを多く含む食品，たとえばミカンやカボチャを多く摂取すると手が黄色くなる。これは単なる皮膚黄染であり病的ではない。この場合は眼球結膜の黄染は認められない。一方，黄疸は病的であり，血液検査では総ビリルビン値の上昇がみられる。総ビリルビン値が高い場合，ビリルビン代謝のどの過程に問題があるかを鑑別するために，直接型ビリルビン値あるいは間接型ビリルビン値のいずれかを測定し，間接型優位の黄疸か，直接型優位の黄疸かを鑑別することが重要である。

●よくみられる原因疾患

①体質性黄疸

②溶血性黄疸

③びまん性肝疾患

④閉塞性黄疸

　体質性黄疸以外の黄疸患者では，何らかの症状を伴っていることが多いが，原発病巣を容易に明らかにできない閉塞性黄疸では，消化器内科と消化器外科が合同で協力して，診断と処置にあたる必要がある。

Must do

●基本の検査

①間接型優位の黄疸

【溶血性黄疸】

　脾臓など細網内皮系で古くなった赤血球が処理され，血色素ヘモグロビンが溶出し，ビリベルジンから間接型ビリルビンに変換され肝細胞内に取り込まれる。この過程が亢進すると間接型ビリルビン優位の黄疸がみられる。溶血性黄疸が代表的疾患である。貧血，血色素の低下，網状赤血球の増加，ハプトグロビンの低下，直接Coombs試験などを行い，それらの結果を総合した上で，治療は血液内科専門医に依頼する。

【体質性黄疸】

　肝細胞内に取り込まれた間接型ビリルビンは細胞内を輸送されグルクロン酸抱合

13 ● 黄疸

され直接型ビリルビンへ変換される。この過程で特に肝細胞内輸送に障害がある場合を Gilbert 病といい，成人においてみられる体質性黄疸の原因疾患である。本疾患では他の肝機能異常は全くみられず，総ビリルビン値を経年的に追跡すると，数mg/dL から正常範囲を上下しながら推移する。特に何ら治療を要しない。一方，グルクロン酸抱合が不十分のため間接型ビリルビン値が上昇するタイプは主に新生児黄疸である。

②直接型優位の黄疸

【Dubin-Johnson 症候群，Rotor 型黄疸】

肝細胞内滑面小胞体でグルクロン酸抱合され生成された直接型ビリルビンは，肝細胞内を輸送され毛細胆管へ排泄される。この過程に障害があるのは，小児にみられる重症黄疸であり，内科開業医が遭遇することはない。

【肝細胞障害による黄疸】

間接型ビリルビンの肝細胞内への取り込み，滑面小胞体への輸送，グルクロン酸抱合，直接型ビリルビンの毛細胆管への排泄の全ての過程が障害されるので，間接型および直接型ビリルビンの両者の血中濃度が上昇する。典型的疾患は，急性肝炎である。ウイルス性肝炎やアルコール性肝炎では倦怠感，食欲不振，肝腫大に伴う右上腹部痛などを伴うので，飲酒歴，血清トランスアミナーゼ値，HBs 抗原，HCV抗体，HA-IgM 抗体などを測定すれば，診断の見当をつけることができる。一方，薬剤性や自己免疫性肝炎では診断は必ずしも容易ではない。入院安静が必要と判断されれば病院へ紹介する。

【肝内胆汁うっ滞による黄疸】

自覚症状は必ずしも明らかでない場合が多い。ピルなどの女性ホルモンを服用中であれば，薬剤性肝内胆汁うっ滞の可能性を考慮する。この場合は原因薬剤を中止すれば黄疸は改善する。原発性胆汁性肝硬変症や硬化性胆管炎などは画像診断や組織診断が重要であり，治療方針の決定を含め，これらの疾患の可能性があれば病院へ紹介すべきである。

【閉塞性黄疸】

良性疾患と悪性疾患に大きく分けることができる。胆道内に結石・胆泥，迷入蛔虫などが存在するために胆汁の流れが障害されたり，胆嚢の腫大や乳頭部の炎症によって胆道系が圧排されたりすると，良性の閉塞性黄疸を発症する。通常，胆汁の流れが障害されると腸管内の細菌が胆道内を逆行し，胆道感染を発症するので，悪寒・発熱・右上腹部痛・吐き気・嘔吐などの自覚症状が現れる。一方，膵胆道系の悪性腫瘍によって胆道が狭窄あるいは閉塞された場合にも閉塞性黄疸をきたす。

発熱が加われば胆道感染の合併と考え，肝機能検査，血液一般検査を行い，同時に抗菌薬の点滴投与を行う。続いて画像診断のため腹部超音波検査あるいは腹部CT検査を行い，病院消化器内科への診療情報提供書を作成する。閉塞性黄疸患者では減黄処置や外科手術が必要となるので原則入院が必要である。

Warning!!

①皮膚掻痒感対策を急がない

　黄疸患者は，皮膚に存在する触圧覚神経終末が胆汁酸に刺激されるために掻痒感を訴える。ステロイド投与によって胆道の炎症が一時的に改善し，ビリルビン値の低下がみられるが，病気の本体がマスクされ治療開始が遅れることがある。

②閉塞性黄疸は開業医では扱えない

　開業医は患者を長く持ちすぎてしまう傾向があり，一方，患者は安心して通院を怠るようになり，治療がつい後手後手になってしまうことがある。患者には病状を十分に説明して早めに病院消化器内科へ紹介するべきである。

症例1　50歳代女性　　黄疸と胆囊壁肥厚から胆囊癌を疑って病院へ紹介

　皮膚黄染に気づいて来院。腹部触診では特に理学的所見なし。腹部超音波検査では胆囊壁が全体的に肥厚し一部腫瘍性に隆起していた。肝機能検査では胆道系酵素が有意の閉塞性黄疸パターンであった。胆囊癌による閉塞性黄疸を疑い早速病院へ紹介した。精査の結果，硬化性胆管炎と診断されステロイド治療で軽快した。

症例2　90歳代男性　　黄疸が遷延した胆囊炎

　右顎下腺腫大に気づき耳鼻咽喉科受診。その後右側胸部痛があり当院へ紹介された。腹部超音波検査で胆囊が著明に腫大していた。急性胆のう炎と診断し，抗菌薬およびウルソ®を処方し連日抗菌薬の点滴投与を行った。GOT，GPT，CRP値は改善したが，ビリルビン値が徐々に上昇し胆道系酵素は高値のまま推移した。再度腹部超音波検査を行うと，胆囊腫大と肝内胆管の拡張がみられた。閉塞性黄疸として病院へ紹介したところIgG4関連自己免疫性膵炎と診断され，ステロイド内服によって順調に経過し，右顎下腺の腫脹も徐々に軽減した。

MESSAGE

閉塞性黄疸を疑ったら速やかに病院へ紹介すべし！

14 下痢

Common knowledge

●下痢の基本

　上行結腸までの便は泥状あるいは粥状であるが，横行結腸を通過する間に便に含まれる水分がほとんど大腸粘膜から再吸収され，脾湾曲部に達する頃には固形の便に変化する。したがって横行結腸の水分再吸収機能が十分に働かないと泥状便がそのまま下痢便として排泄される。横行結腸の炎症，通過時間の短縮が下痢便の原因である。

●よくみられる原因疾患

①感染性腸炎

②過敏性腸症候群（下痢型）

③炎症性腸疾患

④薬剤性腸炎

　問診によってほとんどの症例が①②③④のいずれかに鑑別できるが，中には思いがけない経過を辿るケースもある。特に急性下痢症では治療を急ぐ必要がある。原因菌を同定するための細菌学的検査を行うと同時に治療を開始すべきである。

Must do

●基本の検査と治療

　腹部を触診し圧痛部位を確認する。例えば右下腹部に限局する圧痛の場合，エルシニア菌やカンピロバクター菌による腸炎の可能性を念頭に置いて治療を開始する。難治性下痢の場合は大腸内視鏡検査と組織検査が必要となる。

　腹痛・発熱・下痢・嘔吐を発症している患者に対して，感染性腸炎を想定して便培養を行う。便培養の結果が出るには最低5日間を要するので，結果が判明するころには大部分の患者はすでに治癒しているが，結果を聞きに再度来院するように指示する。炎症，脱水，ミネラルバランスの乱れを確認するために，血液一般検査，CRP，尿素窒素，クレアチニンなどを測定し，電解質入り補液，例えばソリタ® T3 200 mL を点滴する。嘔吐が激しく胃液の大量喪失が想定される場合は生理的食塩水の点滴がよい。五苓散⑰は横行結腸を流れる水様便からの水分の再吸収を促進すると考えられるので，これを3包2～3日分処方し，熱い湯 100 mL に1包を溶解し熱いうちに飲用するように指示する。初診時においては細菌性かウイルス性かは不

明であるが，細菌性であることを前提にレボフロキサシン（クラビット®）を3～4日分程度処方する。制吐剤やロペミン®などは投与しない。基本的には1～2日間は絶食とし，温めたスポーツドリンクや温かい緑茶を飲用させ，水分・ミネラル・糖分を補給させる。少し落ち着いてきたら粥と梅干がよい。

①感染性腸炎

夏場には主に細菌性腸炎，冬場にはウイルス性腸炎が発生する。しかしこの季節性に関しては当てはまらないことがあるので注意を要する。

【細菌性腸炎】

細菌性食中毒が集団発生した場合は，最寄りの保健所へ報告する義務がある。食物の中で細菌が繁殖し，毒素を産生すると，それを摂取した患者は2～3時間後には腹痛・嘔吐・下痢・発熱などを発症する。このタイプの代表的な疾患が黄色ブドウ球菌食中毒である。作り置きしたカレー，握り飯などが原因となる。また傷んだモヤシも危険である。食物の中で，ある程度菌が繁殖していても毒素が産生されていない場合は，摂取してから8～12時間後に腹痛・嘔吐・下痢・発熱などを発症する。サルモネラ菌や腸炎ビブリオ，病原性大腸菌，ボツリヌス菌などによる食中毒がこのタイプである。十分に加熱してから摂取すれば，繁殖している細菌を殺菌できる。十分火が通っていない鶏肉によるサルモネラ菌食中毒，魚介類の生食による腸炎ビブリオ食中毒，病原性大腸菌O-157による溶血性尿毒症症候群などを想定して対応する。一方，熱帯あるいは亜熱帯地方からの旅行者が帰りの飛行機内や帰国後に腹痛・下痢などの食中毒症状を発症した場合は，赤痢やコレラを想定し，隔離病棟のある病院へ搬送しなければならない。両者とも生水や果物の中にわずかに含まれていた細菌が患者の腸内で増殖し，さらに毒素を産生して発症するまでに潜伏期間として2～3日を要するからである。イヌやネコを飼っている人，あるいは接触する機会がある人などが，下痢を訴えて来院した場合，エルシニア菌やカンピロバクター菌感染を想定する。これらの細菌性腸炎は回盲部に主病変が存在する可能性が高いので，右下腹部の圧痛に注意する。

【ウイルス性腸炎】

冬場に集団発生する食中毒の原因ウイルスの代表は，成人ではノロウイルス，小児ではロタウイルスである。ノロウイルスは牡蠣や二枚貝の体内を宿主とし，感染したこれら貝類を生食すると発症する。この患者が第一保菌者となり，発病し，さらに彼らの吐物や便に汚染された手を介して食物や食器などが汚染され，その汚染された食物を摂取した患者が第二保菌者となり次々と連鎖する。下痢患者は他人の口に入るものを手で触れないように指導する必要がある。具体的には下痢患者には

14 ● 下痢

決して調理させないなどである。

②慢性下痢

　慢性的に下痢が続く疾患としては大きく2つに分類される。1つは器質的炎症性疾患であり，もう1つは機能的下痢である。器質的炎症性疾患の代表は，潰瘍性大腸炎，クローン病である。日本ではこれらの疾患の患者数が増加しつつあり，多くの症例は若年期に発症し長い期間病気との付き合いを強いられる重大な疾患群である。まれではあるが，腸結核，ベーチェット病なども慢性下痢の原因疾患となるので注意したい。確定診断には大腸内視鏡検査が必要である。

【潰瘍性大腸炎】

　潰瘍性大腸炎は直腸あるいはS状結腸が好発部位であり，下行結腸から盲腸まで病変部位が連続的に拡がる。緩解期は軽度の腹痛や軟便程度のみであるが，活動期には粘血便を排泄し全身の消耗が激しい。まれに全結腸が巨大結腸症を呈し，最悪の場合全結腸切除を余儀なくされる場合がある。通常サラゾピリン®あるいはペンタサ®の内服でコントロールされるが，重症化すると血便を止めることが困難となり，ステロイドの動脈注射や白血球除去が必要となる。この場合は当然入院治療が必要であり，病院へ紹介する。漢方薬の芎帰膠艾湯⑦は下血一般に効果があり，試みてよい治療法である。本症では慢性膵炎や大腸癌の合併がみられるので，定期的な血清膵酵素の測定や，大腸内視鏡による経過観察で大腸癌の早期発見に努める必要がある。

【クローン病】

　クローン病は口腔から肛門まで全消化管に病変が発生する可能性がある疾患で，特に小腸や大腸では病変がスキップしている。口腔内アフタや胃内のびらんなど難治性病変を発見したら本症の存在を念頭に置く。通常は腹痛・下痢・体重減少・貧血・痔瘻などの症状がみられたら，本症を疑う。大腸内視鏡で病変を発見したら，その部位を生検し，肉芽腫形成を病理学的に確認すれば本症と確定診断できる。食事療法が最も重要であり，経腸栄養剤を経鼻胃管から注入する。導入には入院が必要であり本症が疑われる場合は病院へ紹介する。

【下痢型過敏性腸症候群】

　下痢型過敏性腸症候群は時々下痢するものの，特に器質的病変は存在せず，また全身の消耗をきたさない。下痢と便秘が交互である過敏性腸症候群では，整腸剤セレキノン®のよい適応であるが，便秘がなく時々下痢する場合は人参湯㉜1包を下痢時のみ頓用すると効果的である。下痢が続く場合は人参湯㉜2包を朝夕定期に服用してもよい。本症を心身症と捉えて，心理学的なアプローチを試みているケース

もあるが，まず患者の苦痛となっている症状を除くことが重要であり，初診時の問診や身体所見から本症を強く疑う場合は，まず漢方薬の投薬から始めてもよい。

【細菌性下痢】

細菌性下痢は通常2～3日で軽快するが，まれに長期間下痢が続くことがある。潰瘍性大腸炎，クローン病，下痢型過敏性腸症候群が否定された場合は本症を想定し，便培養を行う必要がある。

Warning!!

①吐き気止めは処方しない

感染性腸炎に限らず吐き気があるということは，中毒症状のため消化管が食物を受けつけない状態である。制吐剤によって中枢性に吐き気を抑えると，脳は吐き気がないと錯覚して食物を摂取してしまう。消化管自体は食物を受けつけないので嘔吐が誘発される。したがって吐き気や嘔吐がある場合は絶食がよい治療法となる。

②止痢薬を処方しない

無理やり下痢便の排泄を止めるということは，便に含まれる病原体および毒素を体内に留めさせることになる。特にロペミン®はハロペリドール®の誘導体で，アヘン様作用を有する強力な腸管蠕動抑制薬であり，副作用として，麻痺性イレウス・中毒性巨大結腸症・壊死性腸炎・膀胱機能障害・急性麻薬中毒症状・中枢神経系抑制作用などが挙げられる。急性下痢症にロペミン®は禁忌である。

症例1　60歳代男性　　安易に処方されたロペミン®による重大な副作用

5日前から下痢・冷や汗・嘔吐があり他院を受診。プリンペラン®，ブスコパン®，ラックビー®，エクセラーゼ，ロペミン®を処方された。しかし下腹部不快感・下痢・ガスが多いなどの症状が続いたため当院を受診。腹部全体が膨満し，広く圧痛を認めた。腹部単純X線検査では下行結腸を除いて結腸全体に多量のガスが貯留し，中毒性巨大結腸が認められた。前医の薬をすべて中止し，五苓散⑰とクラビット®のみを処方し，水分以外は絶食とした。翌日には症状は軽快した。下痢患者に対症療法は危険であることを確信するとともに，ロペミン®の薬害の恐ろしさを痛感した。

14 ● 下痢

症例2　70歳代男性　　急性下痢のため腹部を触診すると腹部正中に連続する腫瘤

　以前から高血圧症のため病院循環器内科に通院し治療を継続していたが，突然の下痢のため当院を初診。症状からは細菌性腸炎と診断して問題ないと考えたが，いつものように圧痛部位を確認するために腹部を触診したところ，臍上部から下部正中にかけて，拍動性の数個の腫瘤が数珠状に連なっていた。早速腹部超音波検査を行った。5個の腹部大動脈瘤が上腸間膜動脈起始部から左右総腸骨動脈分岐まで連なっていた。本人に所見を説明するときに家族歴を質問すると，父親が大動脈瘤破裂で死亡したとのことであった。循環器内科の担当医に一度も腹部を触れられたことがなかったという。たとえ腹痛や腫瘤触知など腹部症状を訴えなくても，家族歴や現病歴から動脈瘤の存在の可能性を想定し，たまには腹部の触診を行うべきである。早速血管外科へ紹介し，ステントが数本挿入された。

症例3　70歳代男性　　慢性下痢患者の便培で黄色ブドウ球菌陽性

　高血圧症のため当院通院中。2週間前から下痢が続くとのこと。腹痛・嘔吐・発熱などの症状を欠くため，下痢型過敏性腸症候群と診断し，人参湯㉜2包を処方した。1ヵ月後の来院時下痢が相変わらず続くとのこと。炎症性腸疾患を想定して大腸内視鏡を行ったところ，下行結腸に炎症性変化を認めたが，特異的変化はみられなかった。次いで便培養を行ったところ，黄色ブドウ球菌が陽性であったので，レボフロキサシン500 mgを7日分処方した。次に来院時下痢は改善した。

症例4　40歳代女性　　下痢が続き診察室のベッドに倒れこむ

　約1週間前に腹痛と下血があり，その夜から下痢が続き脱力感もあり来院。診察室へ入るなり診察ベッドに倒れこむように横になった。緊急血液検査によって血清カリウム値は2.4 mEq/Lと低下していた。また大腸内視鏡検査ではS状結腸に発赤と浮腫がみられたが，びらんはみられなかった。虚血性大腸炎後に下痢が続いたために低カリウム性周期性四肢麻痺を発症したものと診断した。

── MESSAGE ──

急性下痢は脱水症など全身状態の改善と治療を優先すべし。
慢性下痢は便培養や画像検査など確定診断を優先し，
適切な治療法を選択すべし。

15 便秘

Common knowledge

●便秘の基本

便秘はごくありふれた症候であり，特に常習性便秘症の患者は自己判断で下剤を購入している場合が多い。しかしこれまで便秘症がみられなかった人が初めて便秘になった場合，それまでの便秘の程度が強くなった場合，腹痛や血便などの症状がみられる場合は，重大な腸疾患の徴候の可能性があるので，検査を進める必要がある。

●常習性便秘以外に便秘症がみられる主な原因疾患

①大腸癌
②大腸ポリープ
③結腸憩室症
④急性虫垂炎
⑤炎症性腫瘤
⑥イレウス
⑦膀胱緊満に伴う直腸圧排

これらの疾患による便秘は，これまで経験したことがないほど高度であり，付随症状や，局所の明らかな圧痛を認めたりするので，単なる便秘症と片付けて対症療法を行うのではなく，原疾患の確定診断を優先すべきである。

Must do

●基本の検査と治療方針

まず丁寧に腹部を触診し，圧痛，抵抗，腫瘤などを確認し，おおよその病変の存在部位を想定する。しかし便秘の原因となる病変部と圧痛部位が必ずしも一致しないことがあるので注意する。腹部単純X線検査は必須である。腸管ガス像や便塊の存在部位，腸管ガスを外から圧排するような陰影などにも注意する。また腸腰筋陰影の左右差を確認する。次に直腸指診を行い肛門から自分の右手の中指が届く範囲に腫瘤があるか否かを確認し，手袋に付着した便汁を検査に出し，ヒトヘモグロビンが陽性か否かを判定する。可能であれば腹部CT検査を行い，病変部を確認する。CT検査が診断にきわめて有用であった疾患としては，虫垂炎による炎症性腫瘤例，S状結腸進行癌，繰り返した憩室炎による上行結腸狭窄などであった。大腸疾患の診断には大腸内視鏡検査が必須である。

15 ● 便秘

　大腸ガスが多い場合は食事指導が大切である。なぜなら食物がそこで停滞し発酵あるいは腐敗が起きガスを発生しているからである。高脂肪食・乳製品・餡・チョコレートなどは消化に時間を要し腸管内で発酵腐敗しやすい。本人の嗜好を聞いて，これらの食品の摂取を控えるように指導する。

Warning!!

●注意すべきは重大な原疾患を見逃さないこと

　高齢者では典型的な経過を示さず，突然の便秘が初発症状のことがあるので注意を要する。発熱，白血球数，CRP 値などにも注意を配る。

症例1　40 歳代男性　　高度の便秘と血便…大腸癌を疑う

　元来便秘症のため便秘薬を常用していた。ところがある日から 1 週間近く排便がなく，血便があり来院。次回大腸内視鏡検査を予定し渋り腹に対して桂枝加芍薬湯⑥を処方。数日後，激しい腹痛のため他院を受診。CT 検査を受け帰宅し，そのまま当院を受診。CT では右下腹部に低吸収域(LDA)を認めた。白血球数は 15,000 と上昇。腹部超音波検査では右下腹部に pseudo-kidney sign を認めたため，大腸癌を疑い病院へ紹介した。原発は S 状結腸癌で上行結腸に浸潤していた。まず人工肛門が造設され，二期的に根治手術が行われた。

症例2　50 歳代男性　　大腸癌を疑ったが憩室炎だった例

　数日前からの便秘と熱発のため来院。腹部触診にて右側腹部に圧痛がみられた。腹部超音波検査では上行結腸に一致して peudo-kidney sign が認められた。上行結腸癌が疑われ外科手術が必要と判断し病院へ紹介した。結果は上行結腸憩室炎による狭窄で手術は不要であった。

症例3　80 歳代女性　　高齢者の突然の便秘には重大な原疾患が潜んでいる

　突然の便秘のため肛門科を受診。下剤などを処方されたが改善しないため，その 2 週間後，当院を受診。下腹部正中からやや右側に圧痛があり，S 状結腸癌を疑い翌日大腸内視鏡を行ったが下行結腸まで異常はみられなかった。初診時の白血球数は 18,000 と高値であった。2 日後，転倒し腰を強打したため病院整形外科を受診したところ，CT にて右下腹部に腫瘤が認められ外科に転科。開腹術にて急性虫垂炎による炎症性腫瘤と診断された。

——————————— Message ———————————

まず常習性便秘か器質的疾患による二次性便秘かをしっかり鑑別すべし。
特に高齢者の突然の便秘は重大な原疾患を見逃すべからず！

16 ▶ 消化管出血

Common knowledge

●消化管出血の基本

　口腔内や鼻腔内肛門まで，消化管内の出血は全て便の中に血液が混入する。吐血あるいは下血として患者が訴える場合，緊急処置が必要である。「血を吐いた」と訴える場合，血液の色，おおよその量，現病歴や既往歴としての消化管疾患，血便の有無，吐き気の有無，咳嗽とともに血液を嘔吐したのかなどが大切な情報となる。すぐ止血処置が必要か，後日診断を確定すればよいかなどを考慮しながら診察を進める。下血の場合は腹痛・下痢などの症状を伴うか否かが重要なポイントである。

●よくみられる原因疾患

吐血	下血
①食道静脈瘤の破裂	①大腸癌
②マロリー・ワイス症候群	②大腸ポリープ
③急性胃炎（急性胃粘膜病変）	③虚血性腸炎
④胃十二指腸潰瘍	④結腸憩室からの出血
⑤胃癌	⑤炎症性腸疾患
	⑥痔疾患

Must do

●基本の検査と治療

　まずすべきことは全身状態，特に循環動態の把握である。顔面蒼白，血圧の低下，頻脈がみられる場合は，急速に大量の血液が失われたと推定し，血管確保と十分な補液を開始することを優先する。ショックあるいはプレショックと判断すれば，補液しながら病院へ搬送した方が無難である。嘔吐量（茶碗一杯とか丼一杯など）を聞き出しおおよその出血量の見当をつける。コーヒー残渣様の吐物を嘔吐した場合は食道，胃，十二指腸からの出血を疑う。鮮血の場合は食道や胃上部からの出血で胃酸と混じることなく嘔吐したと考える。また咽頭・口腔内・鼻腔内など耳鼻科領

16 ● 消化管出血

域からの出血や肺からの出血（喀血）との鑑別が必要となる。吐血がなくタール便を排泄した場合は上部消化管からの緩徐な出血を想定する。赤い便は小腸から肛門までの病変からの出血を想定する。出血源が肛門に近ければ近いほど，血液が便と混ざることなく排泄される。

①食道静脈瘤

肝硬変に伴う門脈圧亢進症が原因である。特有の顔色，飲酒歴，B型あるいはC型肝炎の既往，輸血の既往などが確定診断の参考となる。急激に大量出血した場合，必ずしもコーヒー残渣様の吐物ではなく，静脈血そのものを嘔吐する。じわじわ少量ずつ出血する場合はいったん胃内に血液が流れ，胃酸によって血液が黒色に変色し，さらに胃内に多量に貯留して嘔吐となる。この場合，血液の色だけでは出血部位を推定できない。長い期間少量の出血が続いた場合は，血圧低下や頻脈など循環動態の変化がみられない。止血剤の点滴をしながら内視鏡検査を行う。新鮮血が食道内にみられる場合，直ちに結紮術などの止血処置が必要となる。また後日，硬化療法も必要となる。若い患者で肝硬変症の存在が否定的の場合，Banti症候群も念頭に置く。腹部触診で脾腫大が著明であれば，その可能性を考慮し，画像診断や血液一般検査を行う。このようなケースでは外科手術が必要となる。

②マロリー・ワイス症候群

多量の飲酒後に嘔吐した際，吐物に新鮮血が混じることがある。強い吐き気とともに，体上部の胃が食道内へ翻転しながら上行するため，ちょうど雑巾を絞った時のような力が胃粘膜に加わり，上部胃小弯を中心に縦長の亀裂のような傷ができ，そこから出血する。多くは胃酸と混ざらずに吐出するので血液は鮮やかであるが，少量ずつ出血する場合は胃内で胃酸によって塩酸ヘマチンへ変化するので，通常の胃出血と同様にこげ茶に変色した胃液を嘔吐することとなる。緊急内視鏡で確認し，絶食・PPI製剤の内服にて数日経つと亀裂は線状の瘢痕になる。

③急性胃粘膜病変

それまで特に胃部症状のなかった患者が突然の激しい胃部痛とともにコーヒー残渣様の吐物を嘔吐した場合，胃十二指腸潰瘍より本症を念頭に置いて診療を進める。精神的あるいは肉体的に強いストレスが加わると，胃粘膜の細い血管が異常収縮し粘膜層が虚血状態となり，粘膜層の細胞が壊死脱落する。そのため多数の粘膜びらんが生じ，細い血管が破綻し多数の箇所から出血する。痛みの程度は潰瘍よりむしろ激烈である。心窩部を手で圧迫すると強い圧痛を訴えるが，潰瘍穿孔に伴う腹膜炎にみられるほどのいわゆる板状硬ではない。可及的速やかに内視鏡で観察すると，胃内に多量の凝血塊が存在し多数の種々の不整形の浅いびらんがみられ，そ

の表面には凝血塊が薄く付着している。確定診断ができたら直ちに治療方針を決定する。苦悶感が強ければ入院治療を勧める。苦悶感が軽ければ通院治療も可能である。吐血すると血液のみならず胃液を喪失するので，生理的食塩水に止血薬を加え点滴静注する。ガスター®やブスコパン®の静注を同時に行う。2〜3日間は絶食の上，水分のみを少量ずつ飲用し脱水に陥らないように配慮する。

④胃・十二指腸潰瘍

数日〜数週間前から空腹時痛があった患者が，コーヒー残渣様の吐物を嘔吐したり，あるいは黒色タール便を排泄した場合に本症の存在を疑う。腹部触診では上腹部に圧痛を訴えるが，急性胃粘膜病変に比べ腹痛の程度は軽度である。緊急で内視鏡検査を行っても多量の凝血塊が胃内に存在すると，病変を確認することができないことがある。その場合は1〜2日後に再度内視鏡検査を行う。いずれにしても消化性潰瘍を想定して治療を速やかに開始する。絶食の上，止血薬入りの点滴を行う。ガスター® D錠やタケプロン® D錠は口腔内溶解剤であり絶食中も服用可能なので当初から開始できる。ガスター®注射液の静注もよい。内視鏡下観察時に潰瘍底の出血部位が確認できれば，クリッピング・99％エタノール局注・エピネフリン加高張生理食塩水の局注などを確実に行う。潰瘍が小さくても細動脈が破綻している Dieulafoy潰瘍の場合，以前は止血困難なため外科手術を依頼することが多かったが，近年はクリッピングや99％エタノール局注によって高率に止血できるようになった。いずれにしてもこれらの手技は入院設備のある病院で行うべきであり，直ちに病院へ紹介する。当院ではエピネフリン加生理食塩水を噴霧するのに留めている。大量の出血による血圧の低下や頻脈など，循環動態が悪化し重症感があれば輸血も必要となるため可及的速やかに救急搬送すべきである。

⑤胃悪性腫瘍

それまで無症状のまま経過し，突然潰瘍性病変から多量に出血することがある。腹部を触診しても圧痛を訴えないことが多い。吐血あるいは下血がみられれば，できるだけ早く原疾患の確定診断を行い，治療を始めなければならない。内視鏡検査を行い腫瘍性病変からの出血を確認しても，良性潰瘍に比べ止血は困難であり，表面をアルゴンプラズマで焼灼するなど高度医療を必要とする。手術が可能と判定されれば，悪性病変の根治と止血を目的とした外科手術を行うことになる。

⑥小腸からの出血

小腸ダブルバルーン内視鏡やカプセル内視鏡が普及するにつれて，これまで術前診断が困難であった小腸病変の診断が可能になってきた。がん，悪性リンパ腫などの悪性疾患，クローン病を代表とする炎症性腸疾患，メッケル憩室など種々の疾患

16 ● 消化管出血

が小腸からの出血の原因となる。上部消化管あるいは大腸肛門疾患などが否定されれば出血源確定のため病院へ紹介する。特に憩室からの出血は大量となるため循環動態が悪化し速やかな全身管理が必要となる。このような場合は速やかに病院へ搬送する。

⑦大腸良性疾患からの出血

【感染性大腸炎】

腹痛・下痢・嘔吐・熱発などいわゆる食中毒症状で発症し，下痢便とともに鮮血が排泄される。止血薬が必要な場合は少なく，下痢治療として絶食・補液・抗菌薬や五苓散⑰の服用で軽快する。

【虚血性大腸炎】

突然の激しい腹痛と便意で発症し，最初は下痢便を排泄するが，引き続いて新鮮血を排泄する。緊急で大腸内視鏡検査を行うと，多くはS状結腸粘膜に浮腫と易出血性びらんを認める。2〜3日の絶食と補液にて軽快する。症状の程度によっては入院治療の方が無難である。

【結腸憩室出血】

しばしばかなり大量の下血がみられる。しかし実際の出血量は下血量に比べ少なく，失血性ショックに陥ることはまれである。なぜなら排泄された便は腸液と血液が混じり合ったものであり，あたかも血液そのものを数リットル排泄したかのようにみえる。脱水と不安による虚脱状態に陥ることの方が多い。緊急大腸内視鏡検査を行っても，管腔内に貯留した血液のため視野が確保できず出血源を同定できないことがある。数日間の絶食と止血薬入りの点滴を行う。

【潰瘍性大腸炎】

増悪期に大量に下血することがある。大腸内視鏡で炎症の拡がりや炎症の程度を確認し止血を図る。入院治療が必要である。出血量が少なく循環動態の悪化がなければ，ペンタサ®の内服やステロネマ®浣腸などを通院治療で行う。

⑧大腸悪性腫瘍からの出血

右側結腸癌からの出血は少量ずつの場合が多く血便として本人が自覚することは少ない。健康診断や腹痛のために受診した際の検便で初めてその事実を知ることが大部分である。一方，下部大腸（S状結腸癌や直腸癌の場合，多量に出血することがあり，それが診断の端緒となる。便が腫瘍部位を通過する度毎に下血するため，止血処置が必要となるが止血薬では止血困難である。便を通さないことが唯一，止血に効果的である。したがってがん腫の占拠部位より口側に人工肛門を造設する。全身状態の改善を待って，可能であればがん根治手術を行う。これらは病院外科の治療であり，病院へ紹介する必要がある。

> **Warning!!**

① 吐血と喀血を見誤らない
② 血圧の低下や頻脈など循環動態の悪化がみられる患者は輸血や緊急止血処置が必要なので，直ちに病院へ紹介する

症例1　40歳代男性　　出血箇所は完全に止血すること
　アルコール性肝硬変として経過観察中に大量の吐血があり，緊急の上部消化管内視鏡で食道静脈瘤からの出血を確認し，そのまま出血箇所を含め6ヵ所結紮術を行った。出血が止まるとそれまでの苦悶状顔貌が急激に穏やかな表情となり顔色不良も改善した。退院後も大量飲酒を続け，深夜に再度吐血して緊急入院となった。早速内視鏡を行い食道内の新鮮血を吸引しながら視野を確保し何とか結紮術を終えたが，病室へ戻ってからも苦悶状顔貌・顔色不良ともに改善がみられなかった。止血が不十分と判断し再度内視鏡を行ったところ胃体上部大弯の静脈瘤からの出血を認めた。直ちに結紮術を行い完全に止血できたことを確認し内視鏡を抜去した。今度は表情も顔色も改善した。この症例を経験することによって，消化管出血患者において，本人の苦しさを改善するためには全ての出血箇所をしっかり止血することが重要であることを痛感させられた。

症例2　30歳代男性　　マロリー・ワイス症候群
　高血圧症にて通院中。多量に飲酒した翌日，早朝からの激しい上腹部痛と吐き気のため来院。上腹部に強い圧痛を認めた。早速経鼻内視鏡検査を試みたが，食道入口部に内視鏡先端が当たると激しく吐き気を催し，淡いこげ茶色に変色した胃液を大量に吐出した。2〜3度これを繰り返したため，内視鏡観察を断念し，引き続いて止血薬入り補液を行い抗コリン薬の点滴を行い経過観察したが，一向に改善傾向がみられなかった。そこで病院消化器内科へ紹介した。翌日行われた内視鏡検査でマロリー・ワイス症候群と診断された。

症例3　70歳代男性　　悪性腫瘍からの出血は内視鏡下のアプローチでは止められない
　アルコール性肝障害にて通院中。それまで全く胃部症状がなかったが突然黒色便となり受診。内視鏡検査で胃体中部前壁に，凝血槐が付着した陥凹性病変を伴う平皿状の隆起が認められた。病変部の周堤隆起を生検しボスミン生食を散布した。PPIと粘膜保護剤を処方し食事指導を行った。3日後，再度内視鏡検査を行うと，初回同様に胃内および病変部に凝血槐が付着し止血に不成功だったため，近隣病院へ紹介入院とした。その数日後，判明した生検結果は低分化型腺癌であり，入院後のCT検査では肝転移も認められたとの報告であった。このように悪性潰瘍からの出血を内視鏡下で止血することは困難である。

16 ● 消化管出血

症例4 70 歳代女性　　腹痛と排便困難に引き続き下痢と鮮血便

　朝から腹痛が続き，便意はあるものの排便できず，長時間トイレに入っていたら，冷や汗と下痢がみられ，その後に鮮血便を排出し腹痛も続くため来院。持参した便を見ると，腸液で薄まったような鮮血便であった。虚血性腸炎と診断し，止血薬と芎帰膠艾湯⑰を処方した。3日後には下血はみられなくなり，6日後に大腸内視鏡を施行したところ，S状結腸に易出血性のびらんが広がっていたが，顕性出血部位は見当たらなかった。芎帰膠艾湯⑰と乳酸菌製剤を処方し治療を終了した。

症例5 80 歳代女性　　繰り返す結腸憩室出血に漢方薬が奏功

　慢性関節リウマチと慢性腎不全の治療中。ある時大量の新鮮血下血があり，救急病院を受診し内視鏡検査で結腸憩室からの出血と診断された。その後しばしば少量ずつの新鮮血の下血を繰り返した。その都度止血薬の点滴あるいは内服を繰り返した。本人は漢方薬の服用を拒絶していたが，何とか1日1包なら服用することを納得した。そこで芎帰膠艾湯⑰1包の服用を開始したところ，その後全く下血はみられなくなった。

MESSAGE

高齢者では心肺機能が低下しているケースが多く，
循環器内科，呼吸器内科，消化器外科と協力すべし！

👍 抗血小板薬あるいは抗凝固薬を服用中の患者さんに対する内視鏡下生検の可否

緊急内視鏡を施行する場合，これらの薬剤を服用中か否かを確認するよりも前に検査を行ってしまう場合が多い。なぜなら，生検を行うよりも出血源を確認し止血処置を行うことが優先されるからである。良悪性の判定に迷うような場合病変を発見した場合，止血の確認も兼ねて後日改めて内視鏡を行うことにすればよい。前もって薬歴を確認し生検を行う可能性が高い場合に，何日前からこれらの薬剤を休薬すべきかは論議のあるところである。冠動脈疾患，慢性心房細動による脳塞栓，あるいは脳血流障害の予防のために，抗血小板薬や抗凝固薬を服用している場合，これらの薬剤を休薬中に心筋梗塞，脳梗塞あるいは脳塞栓を起こすことは，絶対避けなければならない。一方，生検鉗子で傷つけた医原性消化管出血は，処置によって比較的容易に止血できることが多い。ESD/EMR などを除いて生検程度の侵襲であれば，これらの薬剤を必ずしも前もって休薬する必要はない。もし開業医としてこのような事態を避けたいならば，その旨を診療情報書に記載し，病院消化器内科に精査を依頼するのが無難である。

17 食欲不振

Common knowledge

● 食欲不振の基本

　食欲不振は他の何らかの要因があって，副次的に訴える症状であることが多い。消化器疾患に伴う食欲不振の場合，主病変の存在部位を想定させるような症状がみられる。糖尿病，腎不全，内分泌疾患，急性炎症性疾患に伴って食欲が低下することはしばしばみられる。一方，食欲不振を訴えるものの，器質的疾患が否定された場合は，精神的な問題の可能性がある。高齢者では消化機能が衰え，食事摂取量が減少することはよくみられる。

● よくみられる原因疾患

①消化器疾患

②代謝疾患の増悪期
　（例えば糖尿病の sick day）

③内分泌疾患

④血液疾患

⑤炎症性疾患

⑥頭蓋内疾患

⑦抗がん剤あるいは放射線治療

⑧老化に伴う消化機能の低下

⑨精神的問題

　進行胃癌や十二指腸潰瘍瘢痕狭窄では少量の食事によって胃部膨満感を自覚するため，食事摂取量が自ずと減ることがある。糖尿病治療中の患者が風邪や下痢など，体調不良をきっかけに食欲不振を訴えることもある。神経性食思不振症における摂食障害では，高度のやせがみられる。急性白血病など血液疾患の急性増悪期も出血傾向や発熱とともに急速に食欲が低下する。急性肺炎・インフルエンザ・急性胆嚢炎・急性虫垂炎など炎症性疾患では発病当初から急速に食欲が低下する。また，慢性硬膜下血腫による脳圧亢進が食欲不振の原因となる場合もある。特に高齢者では転倒したことを記憶していないため，老化による消化機能低下と解釈されてしまうことがあるので注意が必要である。また高齢者の中には多数の医療機関に通院し，多種類の薬剤を服用している場合が見受けられる。まさに薬によって満腹になるような状態のため，食欲不振をきたしている可能性がある。うつが原因で数ヵ月以内に体重が10 kg以上減少し，食事を美味しいと感じられないなどと訴える患者もいる。

17 ● 食欲不振

Must do

●基本の検査

まず診察室へ入ってくる時の患者の表情・態度を観察する。食欲不振を訴えるもの，体重減少がなく，顔色良好な場合は，重大な疾患が潜んでいる可能性は少ない。次に食欲不振以外の症状の有無，他の医療機関から処方されている薬剤に関する情報を得る。患者の訴えを聴きながら，前述のよくみられる原因疾患の中で可能性が高いと想定される疾患に関連する症状の有無を質問する。

理学的所見として腹部触診が重要である。腹部疾患のために食欲不振状態に陥っている場合は，原疾患特有の症状や腹部所見を認めるはずである。血液検査を行う場合，病名を絞って検査項目を選択する。食欲不振患者では血液一般検査・総蛋白・アルブミン・血糖値は最低限必要である。次に，想定した病名を確定するための検査を選択する。

●基本の処方

原疾患の診断を確定して，その治療を開始する。検査を行っても何ら異常所見を認めない場合がある。精神科を受診させるほどの気分の変調がなく，西洋医学的薬剤が無効な場合，東洋医学的な発想から漢方薬を試みてもよい。消化機能を高める六君子湯㊸・補中益気湯㊶などの補剤や，神経症的傾向があれば半夏厚朴湯⑯などを試みてもよい。

老衰やがん末期の患者では徐々に食事摂取量が減少する。人間を含む動物は，驚くほど飢餓に強い。食物を獲得することが困難な時代を生き抜くために，エネルギーを節約する遺伝子が発達しているからといわれている。成人では1日に必要な最低限のカロリーは1,200 kcalであるが，数百kcalしか摂取できない状態が続いても生命を維持することは可能である。死が近づき消化機能が低下した患者に対して，健常者と同様の食事量を摂取させることは無理な注文である。「食べたい時に，食べたいものを，食べたいだけ食べる」というスタンスで見守るのがよい。

Warning!!

●見逃しがちな疾患

①高齢者の肺炎

高齢者がいわゆる市中肺炎に罹患しても，初期には食事摂取量の低下以外に，発熱・咳嗽・痰などの肺炎を疑わせるような呼吸器症状がみられず，様子をみていたら突然重症化し手遅れになってしまうことがある。老人ホームなどでは介護担当者

に対して，高齢者の食事摂取量が急に少なくなった場合，すぐに医療機関を受診すべきであることを指導する必要がある。

②慢性硬膜下血腫

　硬膜下血腫が発生した当初は血腫が小さく脳圧亢進は軽微で明らかな症状は発現しないが，数ヵ月を経過すると血腫が拡大し脳圧亢進症状が顕在化する。その時点では転倒事故を数ヵ月前に起こしたか否か本人の記憶が定かではなくなり，食欲不振の原因がわからないまま症状が徐々に悪化してしまう。特に高齢者では認知症と誤診されやすい。

症例　60歳代女性　　味覚欠如・食欲低下を初発症状として貧血が進行
　約半年前から味覚がわからなくなったため，炊事する意欲がなくなり，食欲が低下し体重が半年間に15 kg減少し，受診1ヵ月前から尿量が少なくなり来院。顔色は浅黒く不良であった。血圧の低下や頻脈はみられず，慢性貧血が疑われた。早速血液検査を行ったところ，尿酸値8.9 mg/dL，尿素窒素値132 mg/dL，クレアチニン値18.6 mg/dL，ヘモグロビン値5.2 g/dLと高度の腎不全および貧血がみられたため，病院腎臓内科へ紹介した。精査の結果，抗GBM抗体型急速進行性糸球体腎炎と診断された。血漿交換とステロイドパルス療法が行われ，透析が導入された。生体腎移植が予定されている。

―――― Message ――――
ありふれた症状に潜む重大な疾患を見逃すべからず！

コラム：がん検診の奨め

　一般がん検診では，肺がんに対して胸部単純X線撮影，食道癌・胃癌に対して上部消化管造影X線検査あるいは上部消化管内視鏡検査，大腸癌に対して便ヒトヘモ2回法，前立腺癌に対してPSA，乳癌に対してマンモグラフィー，子宮頸癌に対してスメア検査などが行われる。この他に肝臓・胆嚢・膵臓・腎臓・膀胱などのがんに対して腹部超音波検査あるいは腹部CT検査が追加される。さらに血液系のがんは血液一般検査や生化学検査でスクリーニングされる。無症状のうちにがん検診を受け，がんが早期発見されれば完治する可能性が高い。男性なら35歳以上，女性なら40歳以上の人には，がん検診を奨めたい。がんの家族歴のある人にはさらに若いうちから毎年のがん検診を奨めるべきである。

18 嚥下困難

Common knowledge

●嚥下困難の基本

口腔内に食物を入れてから，頸部食道まで食物を通過させるのが困難な状態を嚥下困難という。口腔内が何らかの要因によって狭くなった場合，嚥下運動を司っている舌咽神経などの機能に異常がある場合，喉頭・咽頭・頸部食道などに器質的障害がある場合，心理的要因のため嚥下が困難になった場合などが想定される。

●よくみられる原因疾患

①急性扁桃炎
②咽頭膿瘍
③急性喉頭蓋炎
④下咽頭腫瘍
⑤喉頭癌
⑥脳血管障害

急性扁桃炎と脳血管障害以外は耳鼻咽喉科的疾患であり，内科医が自分の目で発見することはまれであるが，近年消化器内科医が細径経鼻内視鏡検査を行うようになり，耳鼻咽喉科領域の疾患を発見する機会が増えてきた。耳鼻咽喉科にて可及的速やかな処置が必要か否かを急ぎで診断してもらう必要がある。

Must do

●基本の検査

問診が大切である。咽頭痛・嚥下困難に呼吸困難感が加われば急性喉頭蓋炎を想定する。発熱・咽頭痛・嚥下困難を訴えれば急性扁桃炎を疑う。脳血管障害など中枢神経系疾患の既往があれば，脳神経障害に伴う嚥下困難を疑う。口腔内を観察して扁桃の発赤腫大と白苔の付着を認めれば急性扁桃炎と診断する。同時に咽頭後壁を観察し，咽頭後壁の前方への滑らかな突出を認めれば咽頭膿瘍を疑う。

●基本の処置

急性喉頭蓋炎と咽頭膿瘍が想定される場合，耳鼻咽喉科以外の医師は手を出さない方がよいので病院耳鼻咽喉科へ紹介する。急性扁桃炎と診断した場合，口腔内常在細菌以外に EB ウイルス感染が原因の可能性を考慮して，抗菌薬の投与を開始する。セフェムあるいはペニシリン系およびクラリスロマイシンの両者を投与すると

よい。

　脳血管障害の後遺症として嚥下困難を訴える場合，四肢の機能訓練や発語訓練の他に，嚥下訓練が必要である。脳病変側の舌咽神経麻痺のため，麻痺側の咽頭壁に接して食物を食道へ送る機能が障害されているため誤嚥しやすい。健側を下にして嚥下すると食物の食道への通過が良好になる。またシンメトレル®あるいは葉酸（フォリアミン®）には嚥下機能を改善させる働きがあり試みてもよい。

Warning!!

●誤嚥事故に注意

　脳血管障害による嚥下困難がみられる患者では誤嚥事故に注意が必要である。健常者では気道へ食事内容が流入しそうになると咳嗽反射によって食物塊を喀出できるが，種々疾患によって脳神経機能が衰えた患者では，咳嗽反射が鈍くなり誤嚥しやすいので，ACE阻害薬の副作用である空咳を逆に利用して誤嚥事故防止に役立てる方法もある。嚥下困難のため食物摂取ができない場合，近年胃瘻が造設されることが多くなった。胃瘻を介して経腸栄養剤が補給され栄養状態が改善されると，嚥下運動が改善することがある。またそのような患者では徐々に経口摂取を増やすことができ，胃瘻チューブが不要になる例もある。

─── MESSAGE ───

耳鼻咽喉科的救急処置が必要な嚥下困難患者を見逃すべからず！

お悩み相談：がんに対する不安

　近親者や周囲の友人などが，がんで亡くなったり闘病中であったりすると，自分もがんに罹患しているのではないかと不安になる。「兄貴が食道がんで亡くなった。最近自分もご飯が喉に詰まった感じがするから食道がんではないか」と不安になって初めて受診した男性に内視鏡検査を行い，食道進行癌を発見したことがある。不安感のみならず，何らかの症状を訴える場合は速やかに検査を行う必要がある。一方不安感のみが続くようであれば，年1回がん検診を奨める。

19 食べ物のつかえ感

Common knowledge

●食物のつかえ感の基本

食物が食道につかえている感じを覚えることがある。食道の器質的疾患の場合と機能的異常や心理的問題が原因の場合がある。

●よくみられる原因疾患

①食道癌

②噴門部癌

③食道カンジダ症

④食道顆粒細胞腫

⑤食道アカラシア

⑥神経性食道通過障害

食物のつかえ感を主訴として来院した場合，まず器質的疾患，特に食道から噴門部までの悪性腫瘍を想定する必要がある。器質的疾患が否定された症例では神経性食道通過障害と診断し治療を開始する。

Must do

●基本の検査

可及的速やかに上部消化管内視鏡検査を行う。観察所見として食道癌など悪性病変が疑われたら生検を行うが，もし直視内視鏡下で病変部の組織の採取が困難であれば，その旨を明記し病院消化器内科へ紹介する。広範囲に白苔が付着している場合は食道カンジダ症を疑い，白苔の一部を採取して真菌培養に回す。

●基本の処置と治療

食道カンジダ症が疑われたら，ファンギゾン®シロップを処方する。専用スポイトで原液を吸引し，1回2滴を1日2回飲用すると数日で食物のつかえ感は消失する。食道顆粒細胞腫は基本的には良性腫瘍であり経過観察としてもよいが，食物のつかえ感が続く場合は内視鏡下切除の適応となる。食道アカラシアは内視鏡下バルーン拡張術や外科手術の適応がある。病院消化器内科あるいは消化器外科へ紹介する。神経性食道通過障害には半夏厚朴湯⑯が著効する。2週間程度服用を続けると多くの症例で症状がいつの間にか消失する。

Warning!!

●要注意の症状

①固形物が食道につかえる

「当初は固形物を摂取する時に食道のつかえ感があり，水分を飲むときは症状が現れなかったが，最近は水分を飲みこむときにも食道のつかえ感がある」と訴える場合は，食道癌など重大な疾患が存在する可能性が高いと考え，速やかに上部消化管内視鏡検査を行わなければならない。

②突然全ての食物が食道を通らなくなった

その直前の行動を詳しく聞く。アルコールの一気飲み，ステロイドや免疫抑制薬を服用しているかなど，免疫機能が低下している可能性はないかが重要である。このような場合は食道カンジダ症を想定し内視鏡検査を行う。

症例1　60歳代男性　　自ら食道癌を疑う

「1週間前から水分は通過するが，ご飯など固形のものを摂取すると食道につかえるため嘔吐するようになった。また兄を食道癌で亡くしているので，自分も食道癌ではないかと心配だ。」と訴え来院。朝食を食べずに来院したとのことであったため，早速上部消化管内視鏡検査を行なった。中部食道にほぼ3/4周を占める隆起性病変を確認した。生検の結果は扁平上皮癌であった。

症例2　40歳代男性　　食道腺癌

以前から胸焼けがあるものの，特に治療を受けていなかった。数日前から固形の物が食道につかえるようになったため来院。早速上部消化管内視鏡検査を行うと高度の食道裂孔ヘルニアと下部食道の広範な隆起性病変を認めた。生検を行わず病院へ紹介した。病院からの報告ではバレット食道に合併した食道腺癌とのことであった。

症例3　80歳代女性　　食道は異常なし

約半年前から時々食道につかえる感じがしたが，医療機関を受診しなかった。当院を受診する約10日前からつかえがひどくなった。早速経鼻内視鏡検査を行うと食道には異常がなく，胃内に挿入した内視鏡を翻転して噴門部を観察すると，噴門部小弯側に隆起性病変を認めた。組織診断では腺腫とのことであった。つかえ感の原因はこの病変であり，たとえ現時点では悪性ではないとしても切除する必要があると判断し病院消化器内科へ紹介した。

── MESSAGE ──

現代西洋医学で対応できない場合，患者の苦痛に漢方薬を検討すべし！

20 ▶ 胸焼け・呑酸

Common knowledge

●胸焼け・呑酸の基本

　胸焼け・呑酸は胃液が食道を逆流することによって生じる。まず上部消化管内視鏡検査を行い，食道裂孔ヘルニアの有無を確認する。食道裂孔ヘルニアは，①腹腔内の内臓脂肪蓄積量の増加のため胃噴門部の一部が胸腔内へ押し出されることによって生じる。内臓脂肪蓄積型の中高年男性に多い。また，②多発性胸椎楔状骨折のため亀背になった高齢女性でもしばしばみられる。横隔膜が弛緩し食道裂孔が開大したことによると推定される。肥満男性ではまず減量，特に内臓脂肪を減らすことが重要である。下部食道粘膜が胃酸に長期間曝されていると，胃食道接合部の食道側の胃粘膜が扁平上皮から円柱上皮に変化することがある。内視鏡で観察するとちょうど舌のような形状で胃粘膜に近い色調に変化する。これをバレット食道という。

●よくみられる原因疾患

①胃食道逆流症
②逆流性食道炎
③食道アカラシア

　上部消化管内視鏡検査によって胃食道接合部の食道側にびらんが認められれば，逆流性食道炎と診断する。内視鏡的に異常がないものの，胸焼けを訴える場合は胃食道逆流症と診断する。内視鏡で観察中に食道内で送気すると異様に食道が拡張し，噴門がなかなか開大しない場合は食道アカラシアと診断する。

Must do

●基本の治療方針

　いずれの場合もPPIと上部消化管の蠕動促進作用を持つ薬剤（ガスモチン®・ガナトン®など）を服用させる。症状をコントロールできてもびらんが改善しない場合は，長期にわたって服薬を続ける必要がある。バレット食道は最低年2回内視鏡検査を行い，早期がんの発見に努めなければならない。早期食道癌を発見したら，病院消化器内科へ紹介する。食道アカラシアもしばしば胸焼けを訴える。噴門部括約筋が収縮し食物を胃へ送ることができなくなる。外科手術の適応あるいは内視鏡下噴門拡張術が必要であり病院へ紹介する。しばしば新鮮血を嘔吐する患者を経験する。大量に出血し循環動態が悪化した場合は輸血などの処置が必要となる。

Warning!!

● PPI の長期間投与は貧血と高ガストリン血症に注意

逆流性食道炎では PPI の長期投与が健康保険では認められているが，PPI はきわめて強力な胃酸分泌抑制薬であり，長期にわたって服薬を続けると鉄欠乏性貧血の原因となることがある。また突然中止すると胃酸分泌量が一気に増加し胃部痛の原因となる。

症例　60 代男性　　PPI の長期投与で鉄欠乏性貧血に

高血圧症・軽度の腎機能障害のため通院中。胸焼けを訴えたため上部消化管内視鏡検査を行ったところ，食道裂孔ヘルニアと逆流性食道炎を認めた。早速パリエット® とガナトン® を処方した。その後約 2 年経過した際に，特に貧血様症状はみられなかったが，偶然行った血液一般検査で，高度の鉄欠乏性貧血を認めた。パリエット® の内服を中止し，フェロ・グラデュメット® の服用を開始したところ，3 ヵ月後には貧血は治癒した。

MESSAGE

作用が強力な作用をもつ薬剤の長期間投与は，
生体に重大な副作用をきたす可能性があることに注意すべし！

コラム：がんが発見されたら

がんが発見されたときは，がん病名を告知し紹介病院を決定する。できれば専門医を指名したい。明らかになった事項を診療情報提供書に詳しく記載する。紹介先の病院で同じ検査を繰り返すことは患者の負担になるので，血液検査結果や画像データをできれば全て持参させる。紹介してから治療が始まるまでの期間中，患者はがんが拡大して手遅れになるのではないかと心配になる。著者はがんを告知した時点で漢方薬の十全大補湯㊽ 1〜2 包を服用させている。十全大補湯㊽は殺し屋リンパ球（NK リンパ球）を活性化させ，サイトカインを放出させることによって，がんの発育を阻止する作用がある。また，本漢方薬には抗がん剤の副作用を軽減する作用や，がんの放射線に対する感受性を高める作用がある。これらの機序を十分説明し，できる限り服用を続けさせる。患者にとって安心感が大きく，その後の本格的な治療に向けて積極的に取り組む心構えができやすい。

21 胃切除後症候群

Common knowledge

●胃切除後症候群の基本

　胃疾患のために胃切除術を受けると，本来の胃の機能のかなりの部分あるいは全てを失うことになる。すなわち胃は，食物をしばらく胃内に留めて消化の一翼を担い，またある程度消化が進んだ食物を十二指腸へ送り出している。胃内に食物が入ると胃幽門腺領域の G 細胞から胃酸分泌ホルモンであるガストリンが血中へ放出され，胃底腺領域の壁細胞を刺激して胃酸が胃内腔へ放出される。胃酸は主細胞から分泌されたペプシノーゲンを活性型のペプシンへと変換させる。ペプシンは食物中の蛋白質の一部のアミノ酸結合を解離させペプトンへと変化させる。その他ビタミン B_{12} の吸収に必要な内因子が胃底腺細胞から分泌される。また食物中の鉄は 2 価鉄として存在するが，胃酸によって酸化され 3 価鉄となり小腸から吸収されやすくなる。胃切除は，これらの機能の低下あるいは廃絶を意味している。

　胃切除後患者では炭水化物を大量に摂取すると，胃内に留まることなく小腸に流れ込むため，急激に一過性の高血糖を生じる。また小腸内に流入した食物の浸透圧が体液のそれより高いと，浸透圧勾配によって体液中の水分が腸管内へ引き寄せられ，体内は脱水状態に陥る。これが早期ダンピング症候群の病態である。

　食直後の一過性高血糖によって膵から急激にインスリンが多量に分泌される。高血糖時に血中のインスリンレベルが高くても低血糖症状は発現しないが，食後 3〜4 時間後，食後高血糖の影響がなくなると低血糖状態が誘発される。これが晩期低血糖である。

●胃切除後によくみられる病態

①早期ダンピング症候群

②晩期低血糖

③鉄欠乏性貧血

④ビタミン B_{12} 欠乏による大球性高色素性貧血

Must do

●胃切除後症候群の検査

血液一般検査にて貧血を認める場合，小球性低色素性貧血であれば，鉄欠乏性貧血を想定して Fe，TIBC およびフェリチンを測定する。大球性高色素性貧血であればビタミン B_{12} と葉酸を測定する。ダンピング症状や低血糖症状が疑われる場合，それらの症状が出現する時間に合わせて血糖値のほか IRI あるいは C ペプチドを測定する。食事後の血糖値や IRI 値の変化を経時的に採血して確認すると，個々の患者の病態を把握しやすい。糖尿病患者では 75 g ブドウ糖負荷試験が行われるが，胃切除後患者には行わない方がよい。筆者は胃切除後の患者に病院朝食負荷試験を行ったことがある。食事摂取前，摂取終了後 30，60，120，180 分後に血糖値と IRI 値を測定する。健常者に比べ血糖値と IRI 値の大きな変動がみられる。

●胃切除後症候群の治療

処方できる鉄剤は 2 価鉄であり，胃酸によって酸化され 3 価鉄に変換されないと小腸粘膜から吸収されない。したがって胃切除によって無酸症になっていると鉄剤を服用しても治療効果がみられない。**鉄欠乏性貧血**を合併した胃切除後患者ではフェジン® など静注用鉄剤を定期的に投与すべきである。ビタミン B_{12} を小腸から吸収するには内因子が必要であり，胃切除後患者はビタミン B_{12} 製剤を吸収することはできない。胃切除後に大球性高色素性貧血を合併した場合は，メチコバール® など注射用ビタミン B_{12} を定期的に投与するとよい。

塩分あるいは糖分の多い，すなわち味の濃いものは食物の浸透圧が高いので，ダンピング症状を起こしやすい。したがって味付けの薄いものを摂取するように指導する。晩期低血糖を予防するには，朝昼夕食時の炭水化物を減らすことによって，一過性高血糖とインスリン過分泌を抑えることが重要である。また空腹時の低血糖を回避するには，少量の間食を勧める。できればおにぎり，サンドウィッチ，ビスケットなど炭水化物で栄養価のあるものがよい。

炭水化物の吸収を遅延させ，さらに空腹時低血糖を予防する薬として，適応外だが糖尿病薬に位置づけられている α グルコシダーゼ阻害薬を試みてもよい。

Warning!!

●インスリノーマ，糖尿病，インスリン自己免疫症候群の合併に注意

胃切除後の患者だから，ダンピング症状や低血糖症をすべて胃切除後症候群と決めつけてはいけない。胃切除後に偶然顕性となった糖尿病であったり，甲状腺機能

21 ● 胃切除後症候群

亢進症治療のため抗甲状腺薬を使用中であれば，インスリン自己免疫症候群の可能性があることを考慮しなければならない。

症例 1　60 歳代女性　　胃全摘患者の鉄欠乏性貧血にはフェジン® が有効

　9 年前に胃癌のため胃全摘術を受けた。2 年前から倦怠感と食欲低下が続き，病院外科に相談した。貧血を指摘されビタミン B_{12} 製剤の服用を開始したが，症状の改善がみられず当院を受診した。血液検査では典型的な鉄欠乏性貧血であった。フェジン® 1 A 点滴静注を計 7 回行ったところ，血色素が正常範囲となり体調も改善したので治療を終了した。

症例 2　60 歳代女性　　早期ダンピング症候群からバセドウ病へ，診断は刻々と変化する

　15 年前に胃癌のため胃亜全摘術を受けた。最近になり，食事を摂取した後に気分が不快になると訴え来院。早期ダンピング症候群と診断しボグリボースを処方した。来院時に血糖値と HbA1c を測定したところ，血糖値は不安定に変動し HbA1c は徐々に上昇した。糖尿病の合併と診断し，インスリン治療を導入した。その後も血糖の変化が大きくいわゆる不安定型糖尿病として治療を継続することになった。ある時から突然夥しい発汗を訴えるようになり，当初はダンピング症候群の再燃と考えたが，診察時に眼球突出に気づき甲状腺ホルモンを測定したところ，異常がみられバセドウ病と診断した。

MESSAGE

診断の見直しを躊躇するべからず。

患者は次々にいろいろな病気を合併する可能性がある。

本人の訴える症状にその都度謙虚に耳を傾けるべし！

お悩み相談：腫瘍マーカーの異常値

　人間ドックで腫瘍マーカーを測定し，異常値を告げられ心配して相談にくる受診者がいる。腫瘍マーカーは正常な細胞においても産生される糖蛋白質であり，正常範囲は人為的に決められた基準である。健常者の 95% はその範囲に入り，残りの 5% は正常範囲を超えている。がんが存在していても腫瘍マーカーの値が正常範囲内であることがある一方，炎症など良性疾患でも異常高値を示す場合もある。がんの早期発見に有用であることが明らかになっているのは前立腺特異抗原 PSA のみであり，それ以外の腫瘍マーカーは，がんの早期発見に役立たない。画像検査によってがんの存在が明らかになってから，腫瘍の現状を把握と治療方針の決定，あるいは術後の経過観察のために腫瘍マーカーを測定することは重要である。これらの事実を受診者にきちっと説明することによって受診者の不安を払拭する。

22 ▶ 体重減少

Common knowledge

●体重減少の基本

　かなり以前のことであるが，やせ願望が強く食事制限を行っていたあるタレント女性が，実はスキルス胃癌であることが判明した。意図して体重が減少したのか，自然に体重が減少したのか判然としない場合があるため，注意を要する。また重大な疾患のために体重が減少したのか，心理的要因のために体重が減少したのかも鑑別を要する。体重は摂取カロリーと消費カロリーのバランスによって変化する。原因別に分けて考える必要がある。

●よくみられる原因

①悪性腫瘍を除く消化器系疾患
②悪性疾患
③消耗性慢性炎症性疾患
④内分泌系疾患
⑤心理的要因

　良性消化器系疾患に伴って，食事摂取量の減少・栄養素の吸収不良・慢性下痢による栄養素の喪失のいずれかあるいは複合して体重減少が起きる。食事摂取量の減少としては，歯科口腔外科領域の疾患のため十分食物を咀嚼できない場合，食道炎や食道アカラシアなどによる食物の通過障害をきたす場合，慢性（萎縮性）胃炎によって胃酸分泌が減少し蛋白質の消化が十分にできない場合，胃潰瘍や急性胃炎などによる胃部痛のある場合，十二指腸潰瘍を繰り返したため十二指腸の通過障害をきたす場合などが考えられる。ところで，栄養素は小腸で吸収される。小腸粘膜上皮細胞はターンオーバーが早いので，疾患はまれであるが，小腸に主病変を有するクローン病，ベーチェット病，腸結核などによって体重減少がみられる。

　漠然と体重が減少した場合，患者はがんの可能性を想像し不安な気持ちで医師の診察を受けることが多い。一般にがんなど悪性腫瘍による体重減少は病状がかなり進行してから現れる。その時期には原発病巣の拡大による臓器特有の症状がみられるはずである。通常，肺癌なら咳や血痰など呼吸器症状，進行大腸癌であれば腹痛や便通異常がみられる。しかし一方，原発病巣の症状が現れず転移巣の症状によって初めて気づくまれな例もある。

　肺結核，クローン病などの消耗性慢性炎症性疾患は，体重減少が病気発見の端緒

22 ● 体重減少

となることがある。骨髄における造血機能が低下し徐々に貧血が進行し，易疲労感を訴えることが多い。まずがんに伴う悪液質か否かの鑑別診断が重要である。

内分泌系疾患にも初発の主症状が体重減少である疾患がいくつかみられる。下垂体前葉機能低下症，バセドウ病，糖尿病，急性副腎機能不全などが挙げられる。下垂体前葉機能低下症では，体重減少の他に低血圧・低血糖・低ナトリウム血症・全身虚脱感などがみられる。バセドウ病は，体重減少の他に頻脈・高血圧・高血糖がみられる。眼球突出があれば，比較的診断は容易であるが，これは甲状腺機能亢進症患者全員にみられるわけではない。急激な体重減少と口渇・多飲・多尿などがみられた場合には急性発症の糖尿病，あるいはペットボトル症候群を疑う。

心理的要因が体重減少の原因となることは日常診療上よくみかける。問診すると，社会的・経済的・家庭的・性格的な問題を抱えている。しかし一見心理的要因のようにみえても，中には器質的原因が存在することもあり，血液生化学検査や画像検査などを十分に行い器質的疾患が否定されて初めて，心理的要因による体重減少と診断する。数ヵ月のうちに 10 kg 以上の体重減少がみられる場合は，うつ病など精神疾患が原因のことが多く，一度心療内科で診察を受けるように指示する必要がある。

Must do

● 基本の検査

問診がきわめて重要である。どのくらいの期間に何 kg 減少したのか，食事摂取量の変化，食べたいが食べないようにしているのか，食べたいが食べられないのか，他に体調の変化はないか，精神的ストレスがあるのかなどを詳しく聴取する。視診では顔色や皮膚の張りなどを観察する。血圧と脈拍は重要である。筆者は頻脈から貧血を確認し，肺癌や活動性肺結核を発見した経験がある。腹部触診にて腹部臓器疾患の可能性の有無をある程度判断する。血液検査では血液一般検査，総蛋白，アルブミンなど栄養状態を反映する項目，それぞれの患者において想定される疾患を念頭に置いて，血糖・電解質・内分泌ホルモン・白血球像などの検査を追加する。

● 基本の特殊検査と治療

消化器系疾患が疑われる場合は上部消化管内視鏡検査，腹部超音波検査，腹部 CT 検査，大腸内視鏡検査などを駆使して診断を確定する。呼吸器系疾患が疑われる場合は胸部 X 線撮影や胸部 CT 検査を行う。血液系疾患では骨髄検査が必須であり，病院の血液内科へ紹介する。内分泌系では下垂体前葉ホルモン，甲状腺機能検査，副腎ホルモン検査のいずれかを選択する。

Warning!!

●見逃しがちな疾患
①体重減少以外の症状がはっきりしない

十分な除外診断を行わず心理的ストレスが原因と即断しない。下垂体前葉機能低下症，副腎皮質機能不全に伴う体重減少は，担当医が気づき検査を行わなければ発見は困難である。

症例1　60歳代男性　　長期投薬のセレスタミン®を自己判断で中止し急性副腎不全を招いた例
　他院で慢性じんましんのためセレスタミン®を長期にわたり処方されていた患者が，自己判断で通院を中止し，体重減少と易疲労感を訴えて当院に受診した。医原性急性副腎不全と診断しソル・コーテフ®100 mgを点滴し軽快した。初診時の血清Na値は127 mEqと低値であったが，1週間後には133 mEqにまで回復した。

- -

症例2　70歳代男性　　体重減少と汎下垂体前葉機能低下症
　体重減少を主訴として来院。まず血圧を測定したところ低血圧傾向であったが頻脈は認めずむしろ徐脈傾向であった。早速随時血糖値を測定すると70 mg/dLと低値であった。同時に測定した電解質の結果は血清Na値が125 mEq/L以下であった。皮膚色は白くアジソン病は否定的であった。次いで下垂体および甲状腺ホルモンを測定したところ，血清コルチゾールおよびTSH値はともに低値であり，汎下垂体機能前葉低下症と診断し，ハイドロコーチゾンの内服を始めたところ，症状の改善がみられた。

- -

症例3　50歳代男性　　3ヵ月で15 kgの体重減少
　体重が3ヵ月間で15 kg減少したことを主訴に来院。詳しく問診すると仕事が面白くなく焦りを感じながら毎日を過ごしているとのこと。血圧脈拍正常。腹部に理学的所見なし。鑑別診断のため血液検査を行ったが，異常値はみられなかった。心理的要因が大きくまた職場の問題もありそうだから，心療内科受診を勧めた。

────── MESSAGE ──────

体重減少は，まず器質的疾患の有無を調べてから，
心理的要因を検討すべし。

23 浮腫

Common knowledge

●浮腫の基本

　浮腫は下腿・足背・上眼瞼に発生しやすいが，病因によってはその他の部位にも発生し，さらに胸腔や腹腔内にも胸水あるいは腹水が貯留する。主な原因は静脈系静水圧の上昇，血漿膠質浸透圧の低下，リンパ管からのリンパ液の漏出，炎症に伴う血管透過性の亢進および粘液水腫などである。治療を開始するにあたって，原因と発生機序を熟慮する必要がある。

●よくみられる原因

①静脈系静水圧の上昇
　A．右心不全
　B．深部静脈血栓症

②血漿膠質浸透圧の低下
　A．低栄養
　B．低アルブミン血症

③リンパ浮腫

④血管透過性の亢進

⑤特発性浮腫

⑥粘液水腫

　右心不全では両下腿の浮腫がみられ，理学所見として外頸静脈の怒張や肝腫大がみられることもある。胸部単純 X 線撮影にて心胸郭比 50% 以上の拡大がみられる。ただし，元来やせ形体型で滴状心の場合，心胸郭比が 50% 未満でも心不全のことがある。浮腫が発生する前の胸部写真と比較する必要がある。

　長時間の坐位あるいは正座をしていると，大腿の深部の静脈が周囲筋肉によって圧迫され，血液の流れがうっ滞することにより，血栓が形成され患側の下肢全体に著明な浮腫を形成する。これを深部静脈血栓症という。さらに血栓が下大静脈から右房右室を介して肺動脈にまで達すると，肺動脈に塞栓症を発生させる。航空機のエコノミークラスの狭い座席に長時間座り続けていると肺塞栓症を発症することから，エコノミークラス症候群とも名付けられている。

　栄養不足，肝硬変，ネフローゼ症候群などの原因によって低アルブミン血症を生じると，血漿の膠質浸透圧が低下し，間質へ血液中の水分が血管細胞膜を通過し，毛細血管周囲の間質に水分が貯留する。通常浮腫は左右対称に生じる。

　泌尿器系悪性腫瘍のため，骨盤腔内のリンパ節郭清を行うと，下肢の皮下を走るリンパ管内のリンパ液が全身循環に合流できなくなり，リンパ管内圧が上昇し，リンパ液が皮下組織中に貯留する。同様に乳癌手術に伴い腋窩リンパ節郭清が行われ

ると，同側の上肢に浮腫が発生する。これらをリンパ浮腫という。

局所の炎症に伴う浮腫が血管透過性亢進による浮腫である。足白癬菌症，鶏眼，深爪などが原因で足背から下腿にかけて赤く腫脹し，触診すると熱をもっている場合は，下肢蜂窩織炎として対応する。原因を特定できないこともある。

特発性浮腫は女性に多くみられる。朝方顔面あるいは上眼瞼に，夕方両側下腿に浮腫が出現する。特発性とはいえ，女性ホルモンのエストロゲンが関与していると考えられている。男性でも肝硬変では本症がみられる。肝硬変患者では肝臓におけるエストロゲン不活化作用が低下し，血中のエストロゲン濃度が上昇し本症を発症する。ちなみに肝硬変患者にみられるクモ状血管腫や手掌紅斑もエストロゲンの作用と考えられている。

粘液水腫は甲状腺機能低下症に伴い全身浮腫を生じる。特に顔面や下腿の皮下あるいは心嚢に粘液が貯留する。下腿脛骨前面に指圧痕が認められないことから，通常の下腿浮腫とは明確に区別できる。

Must do

●基本の検査

問診では，いつ頃からどの部位に浮腫が発症するかを聞く。既往歴として，高血圧症・心臓疾患・肝疾患・腎疾患・乳癌あるいは前立腺癌手術，日常の生活習慣，食事摂取量などを詳しく聴取する。朝方顔面，夕方下腿がむくみやすいとの訴えならば，何ら特別に検査しなくても特発性浮腫と診断することができる。両側の下腿においてそれぞれの浮腫の状態を確認する。片側のみであればリンパ浮腫を，さらに皮膚の発赤を伴えば，深部静脈血栓症や蜂窩織炎などを疑う。倦怠感や息切れなど全身疾患が疑われる場合は，心不全や肺梗塞など重篤な疾患の鑑別のために胸部単純 X 線撮影が必須である。さらに経皮動脈血酸素飽和度も心肺機能の評価に必要である。もし低酸素症が疑われる場合は速やかに病院循環器内科に紹介する。血液検査として，血清アルブミン，肝機能，腎機能，貧血，さらに心不全を疑う場合は NT-proBNP，粘液水腫を疑う場合は甲状腺機能検査を行う。

●基本の治療

心不全を疑う場合，できれば心エコーを行いたいが，自院で施行できなければ他施設へ依頼する。利尿薬と少量の β ブロッカーを処方し治療効果を確認してもよい。深部静脈血栓症は肺塞栓へと病状が急変する可能性があるので，速やかに病院の循環器内科へ紹介すべきである。肝硬変・ネフローゼ症候群・低栄養による低アルブミン血症が想定される場合，容易には浮腫の改善が見込めないことが多く，病

23 ● 浮腫

院へ紹介する。手術既往などからリンパ浮腫を疑う場合，五苓散⑰と利尿薬の組み合わせが効果的である。五苓散⑰は1日2包分2朝夕食後，ラシックス®（20）2Tおよびアルダクトン®A（25）2Tを分2朝昼食後に2週間分処方する。下腿の蜂窩織炎による浮腫を疑う場合，例えばペニシリン系あるいはセフェム系抗菌薬，利尿薬，五苓散⑰の組み合わせがよい。特発性浮腫はアルダクトン®A（25）1T朝食後を2週間分程度処方すればほぼ完治するが，その後は再発予防に同薬を自分で管理させてよい。粘液水腫では甲状腺機能検査の結果を待ってチラーヂン®Sを必要量処方する。

Warning!!

●注意すべき事項

①心不全と粘液水腫の合併

時にこの両者を合併している症例に遭遇する。まず少量の利尿薬から開始し，甲状腺機能検査の結果を確認してからチラーヂン®を追加する。

②ネフローゼ症候群における蛋白制限

ネフローゼ症候群による浮腫のコントロールは一般医には困難である。IgA腎症など腎疾患あるいは糖尿病性腎症などを原因疾患として，多量の蛋白尿がみられることによる低アルブミン血症が原因であるが，蛋白摂取量が増加するとそれに比例して尿中への蛋白排出量が増加する。

症例1　80歳代女性　　右心不全の浮腫

高血圧症と慢性胃炎のため長く当院に通院中。下腿浮腫に気づき来院。両側下腿に顕著な浮腫を認めた。胸部単純X線撮影では，心胸郭比の拡大が明らかで右心不全と診断。血清NT-proBNP値を測定し利尿薬とβブロッカーを処方した。2週間後の再来時には下腿浮腫はほとんど消失し，判明したNT-proBNP値は1,800 pg/mLと高値であった。その後は利尿薬のみ隔日投与とし再燃はみられなかった。

症例2　50歳代男性　　ネフローゼ症候群によるむくみ

糖尿病と逆流性食道炎のために通院中であったが，蛋白尿と両側下腿浮腫が徐々に増強し，糖尿病性腎症によるネフローゼ症候群と診断。腎臓内科に相談したところ，食事制限を行うように指示された。蛋白と塩分の制限を行ったが，クレアチニン値の上昇と息切れを訴えるようになったため，除水と透析目的で透析病院へ紹介した。

症例3　70歳代女性　　下大静脈フィルターを装着

　アルツハイマー型認知症のためアリセプト®を服用し通院していたが，左大腿部が顕著に腫脹し，皮膚面の発赤も明らかであった。深部静脈血栓症を疑い病院へ紹介した。画像診断にて左大腿深部静脈血栓症と診断され，下大静脈にパラシュート型フィルターが装着され肺塞栓症の発症を予防できた。

症例4　60歳代男性　　五苓散⑰と利尿薬が著効

　高血圧症治療中。病院で前立腺癌のため前立腺の摘出と骨盤リンパ節廓清が行われた。手術直後から左下肢の著明な浮腫が出現したが，特に処置を受けずに退院となり当院へ相談のため来院した。リンパ浮腫と診断し五苓散⑰2包を処方したが改善せず，次にラシックス®（20）1Tおよびアルダクトン®A（25）1Tを追加したところ，2週間後には全く浮腫はみられなくなった。その後約3ヵ月間再発予防のため五苓散⑰1包を続けた。その後全く再発はなく軽快した。

症例5　80歳代男性　　蜂窩織炎による浮腫

　多発性筋炎のためステロイドを長期間服用していた。徐々に左下腿に発赤，熱感および浮腫が増悪したので当院を受診。蜂窩織炎による下腿浮腫と診断し，フロモックス®3T，ラシックス®1T，アルダクトン®A1Tおよび五苓散⑰2包を2週間分処方したところ軽快した。

症例6　30歳代男性　　浮腫の診断確定までに6年の歳月を要した

　10数年前から不安定型糖尿病のために強化インスリン療法を行っていた。体重は67 kg。2009年に下腿浮腫。アルダクトン®Aが効果的。2010年から時々便秘。2011年から朝顔面浮腫および体重増加著明。2012年8月は総コレステロール値226 mg/dL，2012年12月には322 mg/dLに増加し，その後は常に300 mg/dL以上。2014年夏ごろから徐々に下膨れのような顔貌になり，体重も80 kgに増加。2015年3月FT4 0.3，TSH 232.9と甲状腺機能低下症が明らかとなった。早速チラーヂン®S25 μgからスタートした。診断確定が遅れた理由として，①下腿浮腫の原因として，心不全あるいは特発性浮腫を想定した。②体重増加の原因をインスリン投与のためと考えた。③コレステロール値の上昇を糖尿病に伴う脂質代謝異常と考えた。④満月様顔貌をクッシング症候群によるものと推定した。以上が甲状腺機能検査を後回しにしてしまった原因である。

─────────────── MESSAGE ───────────────

想定した治療効果が得られない場合は他に原因を求めるべし！

24 頸部リンパ節腫脹

Common knowledge

●頸部リンパ節腫脹の基本

　本人が症状に気づいて受診することが多い。有痛性の場合はまず炎症性のリンパ節腫脹を考える。頭頸部に炎症病巣が存在し，リンパ管を介して病原体が全身循環に侵入するのをリンパ節が食い止めるため，その場で炎症が起きリンパ節が腫脹する。したがって脳神経外科，耳鼻咽喉科，眼科，歯科および口腔外科領域に炎症があるか否かを診察し原因病巣があればその治療を優先するが，原因病巣を特定できない場合の方がむしろ多い。

　一方無痛性の場合は，悪性リンパ腫など細網内皮系疾患や結核性リンパ節炎を考える。また鎖骨上窩のリンパ節腫脹は胃癌や肺癌のリンパ節転移も考慮しなければならない。

●よくみられる原因疾患

①炎症性リンパ節炎	③悪性リンパ腫
②結核性リンパ節炎	④悪性腫瘍の頸部リンパ節転移

Must do

●基本の検査

　触診が重要である。特に圧痛の有無を確認する。患者が圧痛を訴えれば良性と考え原因疾患を調べる。歯肉炎・虫歯・鼻炎・副鼻腔炎・中耳炎・外耳道炎・皮膚化膿性病変などの有無を念入りに調べる。次に血液一般検査，白血球像，CRP などをチェックする。無痛性であれば腹部を触診し肝脾腫の有無，腋窩や鼠頸部のリンパ節腫脹を伴っているかの有無を調べる。

●基本の治療

　頸部リンパ節炎と診断した場合，抗菌薬例えばクラリスロマイシン（200）2 T を1 週間程度処方し経過を観察する。多くの症例で改善傾向がみられる。さらに 1 週間程度治療を続けるか否かは触診と本人の希望を勘案して決定する。悪性疾患が原因と考えられる場合は病院へ紹介する。

Warning!!

● 重大な疾患の徴候の1つの可能性を考慮して，十分な鑑別診断を行う

症例　70歳代女性　　圧痛も，血液の異常所見もない悪性リンパ腫例
　甲状腺機能低下症のため通院中。定期診察の際に頸部の腫脹に気づいたため，触診すると大豆大のリンパ節が数個集簇していた。圧痛を訴えなかった。良性の頸部リンパ節炎とは異質のものと考え，血液一般および血液像を調べたが，特に異常所見は認められなかった。しかし悪性リンパ腫の可能性が高いと判断し，病院血液内科へ紹介した。病院からの報告では悪性リンパ腫として化学療法を開始したとのことであった。

―――――――――― MESSAGE ――――――――――

頸部リンパ節腫脹のなかには
重大疾患が潜んでいる可能性があるので注意すべし。

コラム：がん告知

　がん告知することによって，患者は一時的に動揺・落胆するかもしれない。しかし医師が毅然とした態度で，その後の治療法や紹介病院をテキパキ説明すれば，患者は心を決めて前向きにがんに打ち勝つ意欲が沸いてくる。告知する機会を逸すると，患者・家族・医師の人間関係がぎくしゃくし，お互いが疑心暗鬼に陥ることがある。確定診断できたら，早めにがん告知する方がよい結果を生む。

25 高血圧症

Common knowledge

● 高血圧症の基本

収縮期血圧の上限は（年齢＋90）mmHg といわれた時代があったが，約20年前から収縮期圧 140 mmHg 以上，拡張期圧 90 mmHg 以上を年齢は不問で一律に高血圧症と診断し，治療に介入する症例数が格段に増加した。全ての人は年齢とともに脳動脈硬化が進み，血液中の酸素が脳神経細胞に不足する傾向があり，そのような事態を回避するために，心臓が拍出力を増し，脳に十分酸素が行きわたるように生体が調節している。そのため血圧は加齢とともに上昇する。したがって血圧の正常上限は年齢とともに徐々にある程度上昇すると考えてよい。医師など白衣を着用している人物が血圧を測定すると，多くの患者の血圧は多少上昇する（白衣高血圧）。一般に日中の血圧は高めで夜間深夜の血圧は低めである。特に白衣高血圧の可能性があれば，自己血圧測定を勧める。朝の基礎血圧測定が重要である。朝食前，排尿後，1～2分の安静後の血圧を1回測定し，その値を記録するように指導する。2週間程度記録して持参してもらい評価する。年齢を加味して高血圧症の診断を確定する。

● よくみられる高血圧の原因

①本態性高血圧症
②続発性高血圧症
　A．腎血管性高血圧症
　B．腎疾患に伴う高血圧症
　C．内分泌疾患に伴う血圧の上昇
　　　褐色細胞腫，クッシング病，
　　　原発性アルドステロン症，バセドウ病など

若年性で高血圧症の家族歴があれば本態性高血圧症と診断する。続発性の場合は原疾患の症候が特徴的である点に注意する。

Must do

● 基本の検査

健康診断で初めて高血圧を指摘されて来院する患者が多い。まず家族歴を聞く。診察時の血圧が高く，本人が「そんなに高くないはず」と不満を訴えた場合，白衣

高血圧の可能性があるので，早朝空腹時血圧を2週間程度自己測定し記録をつけるように指示する。胸部単純X線検査で心肥大の有無をチェックする。心電図検査を行い左室肥大の有無や虚血性変化の有無を調べる。高血圧の原因を考慮して，腎機能・血清脂質および血糖値を検査する。血糖値の上昇があれば，褐色細胞腫・甲状腺機能亢進症・クッシング症候群など内分泌疾患が存在する可能性を考慮する。低カリウム血症がみられる場合はT3サイロトキシコーシスや原発性アルドステロン症なども考える。クレアチニン値の上昇や蛋白尿がみられる場合は，レニン活性を調べるとともに腹部超音波検査あるいは腹部CT検査を行い，腎硬化症（萎縮腎），腎血管性高血圧症，多発性嚢胞腎など腎の器質的疾患の有無を確認する。

● 基本の治療

現在市販され繁用されている降圧薬は，アンジオテンシンⅡ受容体拮抗薬（ARB），ACE阻害薬，カルシウム拮抗薬，βブロッカー，αブロッカー，利尿薬などである。それぞれの利点・副作用などを十分考慮して処方する。しばらく服用して不都合な症状が発現した場合，躊躇することなく他の系統の薬剤へ変更する。3種類以上組み合わせても十分な降圧効果が得られない場合，漢方薬を追加変更すると効果がみられることがある。顔面紅潮など末梢血管拡張気味の場合，黄連解毒湯⑮が効果を現す可能性がある。試みてもよい選択肢の1つである。

薬剤投与量や服用方法は経過をみながら修正したり追加したりする。早朝高血圧の場合，夜間深夜の低下傾向がみられないタイプ（non-dripper）の可能性がある。その場合は夕食後に少量の降圧薬を追加し，深夜帯の血圧上昇を防ぐとよいが，低下しすぎるとかえって血液濃縮が起き，脳血管障害を誘発する恐れがあるので注意が必要である。

降圧薬を使用するにあたって注意すべきは副作用の発現である。サイアザイドは糖尿病や高尿酸血症の悪化，ループ利尿薬では低カリウム血症，スピロノラクトンでは高カリウム血症，カルシウム拮抗薬ではフラッシュ，ACE阻害薬では空咳，アンジオテンシンⅡ受容体拮抗薬（ARB）では横紋筋融解症である。服用を開始したら，定期的に問診や血糖・電解質のチェックが必要である。

それまで血圧が安定していた患者が血圧上昇を心配して受診することがある。特に高齢の高血圧症患者でしばしば遭遇する。なぜ血圧を測定したかを尋ねると，朝から頭痛やふらつきがあったからと答えることが多い。この場合は一時的な脳循環不全が原因であり，脳の低酸素状態を代償するために心拍数や心拍出量が増加した結果，血圧上昇がみられるのである。この状態で臨時に降圧薬を増量ないしは追加すると，かえって脳循環不全を助長することになる。患者には，この病態を詳しく

25 ● 高血圧症

説明し脳循環改善薬セロクラール®をしばらく服用するように指示する。2～3週間服用し血圧が落ち着けば漸減中止してよい。

Warning!!

①血圧が急激に上昇したとき

　一過性の血圧上昇は，脳酸素不足に対する生体防御反応であり，血圧を下げることを優先してはいけない。一過性の場合に患者は頭痛や浮遊感を訴える。まさに脳酸素不足の症状である。脳血流が改善すれば症状の改善とともに血圧も正常化する。以前腹部血管造影に携わっていた時，検査前に血圧を測定すると収縮期圧が180～200 mmHgにまで上昇する被検者を経験した。患者は緊張して，アドレナリンが過剰に分泌され血圧が上昇していたのだから，患者がリラックスできるように音楽を聞かせたり術者が声掛けをすべきである。

②多剤を併用しても難治性の高血圧に対して漢方薬を試みる

　カルシウム拮抗薬，アンジオテンシンII受容体拮抗薬（ARB），ACE阻害薬，βブロッカー，利尿薬など作用機序の異なる降圧薬を多種類処方しても血圧降下が得られない場合には，黄連解毒湯⑮など清熱作用のある漢方薬を試みてもよい。

症例1　30歳代男性　　西洋薬＋黄連解毒湯⑮で降圧

　高血圧治療を目的に当院を初診。家族歴として両親ともに高血圧症。続発性高血圧症の可能性を考慮して血液検査を行った。腎性あるいは内分泌疾患の可能性は否定され，**本態性高血圧症**と診断した。まずカルシウム拮抗薬を処方したが改善傾向なし。引き続いてアンジオテンシンII受容体拮抗薬（ARB）さらにβブロッカーを加えたが収縮期圧は180 mmHg前後のままであった。黄連解毒湯⑮2包を追加したところ，2週間には140 mmHg前後に低下した。以後，約半年間西洋薬と漢方薬の併用を継続し，徐々に西洋薬を減量することができた。

症例2　40歳代男性　　褐色細胞腫

　突然の著明な高血圧のため受診。収縮期圧は180前後，拡張期圧は130前後であった。二次性高血圧症を疑い随時血糖値を測定したところ130 mg/dLであった。入院して精査することになった。画像検査で左副腎に一致して球形の腫瘤陰影が認められ，血清カテコールアミン値，特にアドレナリン値が著明な高値を示した。**褐色細胞腫**として手術することになった。術前の血圧コントロールに難渋したが，ニトロール®を服用することによって血圧は安定した。

症例3　50歳代女性　　多発性囊胞腎

　高血圧症の治療のため来院。腹部を触診すると右側腹部に小児頭大の比較的固く表面が滑らかな腫瘤を触知した。早速腹部超音波検査を行うと，右腎が著明に腫大し内部には多数の大小の囊胞病変を認めた。常染色体優性囊胞腎と診断した。血清クレアチニン値は 0.88 mg/dL とやや上昇していた。本症では 70 歳前後に透析導入が必要となる症例が多いとの報告があり，何とか腎機能を悪化させないことを目標に，アンジオテンシンⅡ受容体拮抗薬（ARB）および五苓散⑰を開始した。その後，約 5 年間経過を観察したが，血清クレアチニン値は 0.85〜0.95 mg/dL の範囲内で推移している。2014 年 3 月 24 日には，厚生労働省より多発性囊胞腎の治療にトルバプタン（サムスカ®）の適応拡大が認められた。これが安全に一般応用できるようになれば，本症患者にとって今後福音となるだろう。

MESSAGE

高血圧症の原因を見極め，病態に合った治療薬を選択すべし！

26 ▶ 心肥大

Common knowledge

●心肥大の基本

　胸部単純 X 線検査上，心胸郭比が 50% 以上であれば心肥大と判定するが，治療が必要な場合と特に治療を要しない場合がある。例えば腹腔内脂肪が増加すると横隔膜が挙上し，その上にある心臓の心尖部が左方へ移動する（木靴型心横位）。すると一見心胸郭比が拡大しているように見受けられる。これは病的な心肥大ではない。一方胸部 X 線写真で心胸郭比が 50% 未満であっても，息切れや下腿浮腫など心不全症状がみられる場合は，無症状だった頃の X 線写真と比較する必要がある。写真で比較できない場合は心不全を想定して治療を開始する。

●よくみられる原因疾患

①急性心不全
②慢性心不全
③感染性心膜炎
④拡張型・肥大型心筋症
⑤心筋炎
⑥収縮性心膜炎
⑦粘液水腫

　高齢者ではしばしば突然，下腿浮腫や喘鳴を発症し，胸部 X 線写真で心肥大がみられることがある。基礎疾患として動脈硬化性心疾患が存在する場合に急に発症する。心臓弁膜症や先天性心疾患，心筋症などの既往があれば，症状は徐々に顕性となり，専門的治療が必要となる。発熱と前胸部痛など炎症性疾患を疑い胸部 X 線写真で心陰影の拡大を認めた場合も専門的治療が必要である。粘液水腫心は外来で治療を完結できる。

Must do

●基本の検査

　体動時の息切れ，呼吸困難感，全身倦怠感，あるいは下腿浮腫など心肺機能の低下を疑わせる症状で受診した患者に対して，血圧測定・脈拍測定に引き続いて，胸部聴診，外頸静脈の怒脹・肝腫大・下腿浮腫の有無などを確認し，次いで胸部 X 線撮影および心電図検査を行う。X 線写真上，心胸郭比が 50% 以上であれば心不全の可能性を考慮する。心臓に過負荷ありと判定したら，血中 NT-proBNP 値を測定する。同時に腎機能や甲状腺機能などをチェックし，喘鳴があれば経皮動脈血酸素飽

和度（SpO$_2$）も確認する。鑑別診断のため心エコー検査も行う。

●基本の処方

　喘鳴や下腿浮腫など自覚症状があれば，利尿薬と軽いβブロッカーを2週間程度処方し治療効果を確認する。心エコーによって，心筋あるいは心膜の疾患，粘液水腫あるいは弁膜疾患など重大な心疾患が疑われる所見が認められた時には，病院の循環器内科へ紹介する。粘液水腫が疑われる場合は血液検査でTSHおよびFT4を確認してからチラーヂン®Sなど甲状腺ホルモンを投与する。

Warning!!

●要注意の症状・見逃しがちな疾患：心肥大の原因は1つとは限らない

　心疾患にのみ注意を奪われ，内分泌疾患の存在を全く念頭に置いていないことがある。予想通りの治療効果が得られない場合は，症状や理学的所見などを再度分析し，正しい診断と適切な治療法の選択を行わなければならない。

症例1　70歳代女性　　息切れと粘液水腫

　C型慢性肝炎と高血圧症のため，消化器内科と循環器内科を定期的に受診していたが，徐々に体動時に息切れするようになったため，ほとんど外出しなくなり，死を考えるようになった。本人は何とかしたいと希望して当院を受診した。表情は憔悴し元気がなく，下腿浮腫が著明であった。また外頸静脈の怒張も明らかであった。早速胸部単純X線検査を行うと，心胸郭比が67%と著明に拡大していた。右心不全と粘液水腫を疑い，BNP/FT4/TSHを検査し，まず利尿薬を開始した。数日後届いた検査結果ではBNPとTSHの異常高値とFT4の低値であった。2週間後には息切れは多少改善し下腿浮腫も軽減傾向がみられた。利尿薬にチラーヂン®Sを追加処方した。その後体調は徐々に改善し半年後には普通に外出できるようになり，下腿浮腫も完全に消失した。

症例2　90歳代女性　　突然息切れを発症し，胸部X線写真で心陰影が著明に拡大

　腎不全・腎性貧血のため当院に通院していたが，急に息切れが強くなり来院。胸部単純X線検査では心胸郭比が約70%と著明に拡大していた。SpO$_2$が92%と低下し，急性心不全を疑い病院循環器内科へ紹介した。精査の結果，収縮性心嚢炎と診断され，心嚢穿刺が行われ軽快した。

MESSAGE

患者の訴える症状と検査結果が乖離した時は症状を重視すべし！

27 ▷ 心電図異常

Common knowledge

●心電図異常の基本

　健康診断などで心電図異常を指摘されたり，心臓以外の疾患のため来院した患者に心電図検査を行い偶然異常がみつかった場合，循環器を専門としない内科医でも対応に迫られることがあり，適切な対応処置が望まれる。心電図上の所見が重大なものか否かのほかに，以前の心電図と比較して変化の有無なども診療を進める上で重要な要素である。

●よくみられる原因疾患

①不整脈
②刺激伝導異常
③ST-T 異常

　不整脈の発見のきっかけには，動悸などの症状を訴えて来院して発見される場合，無症状のまま健康診断で指摘される場合，心臓以外の疾患のために来院した患者の血圧測定時などで医師が初めて気づく場合がある。不整脈として頻度が高いのは上室性および心室性期外収縮である。頻脈性不整脈の場合は何らかの原因を検討する必要がある。甲状腺機能亢進症，褐色細胞腫，急性貧血，あるいは診察時の緊張のし過ぎなどである。

　偶然発見された左脚ブロックや右脚ブロックは無症状であれば支障がないことが多いので経過観察する。前回の心電図上にみられなかった脚ブロックが新たに出現した場合は注意を要する。完全房室ブロックは心臓ペースメーカーの適応であり，たとえ無症状でも循環器内科へ紹介する。

　胸部症状がなく偶然発見される ST-T 異常は，非特異性変化であることが多い。しかし糖尿病など基礎疾患がある場合は，無症状でも虚血性変化として対応する必要がある。

Must do

●基本の検査

　まず心電図検査を行う。心電図上において不整脈が確認できない場合でも本人が動悸など循環器症状を訴える場合は，ホルター心電図を行う。上室性あるいは心室性期外収縮が頻発している場合でも無症状であれば経過観察で十分である。右脚ブロックあるいは左脚ブロックを認めても無症状であれば経過観察する。失神発作を

伴う完全房室ブロックや洞徐脈はペースメーカーの適応があるので循環器内科へ紹介する。虚血性心疾患を疑うような症状や，無症状でも糖尿病患者や心血管イベントの家族歴のある患者にST-T異常がみられた場合は，負荷心電図や心エコーなどの精査を行う。Brugada症候群は突然死のリスクがあるので専門医へ紹介する。

● 基本の処方・治療

不安感や動悸を訴える上室性あるいは心室性期外収縮に対して，リーゼ® やワイパックス® を頓用で用いる。心拍数100以上の洞性頻拍や心房細動では心拍数を減らすためにワソラン® やβブロッカーを処方する。徐脈頻脈症候群は専門医へ紹介する。狭心症が疑われる症例では，ニトロダーム® TTSの貼付と発作時のニトロペン® の舌下を指示する。

Warning!!

● 要注意の症状

①本人の訴える症状を重視する

心筋梗塞を発症していても一般的な心電図検査では変化を捉えられないことがある。このような場合は本人の訴える症状を重視し，専門病院へ速やかに紹介する。

②以前の心電図所見との比較が重要

以前の心電図ではみられなかったような異常所見が出現した時は，その変化を起こす可能性のある原因疾患を考慮して精密検査を実施する。

症例1 70歳代男性 心疾患の精密検査にし過ぎはない

糖尿病と脂質代謝異常のため通院中。入浴後に冷や汗が出たとの訴えにて来院。早速心電図検査を行うと，それまでの心電図にはみられなかった完全右脚ブロックを認めたため，直ちに循環器病専門施設へ紹介した。専門医からは経過観察の指示が出された。その後は特に心疾患を疑うような症状はみられなかったが，3ヵ月後自宅で倒れているのを発見され，近くの病院へ救急搬送され死亡が確認された。他の施設へ冠動脈の精査を依頼すべきだったと残念に思っている。

症例2 70歳代男性 無症状でも家族歴により発見された例

糖尿病と軽度腎機能障害のため当院に通院。特に胸部症状はなかったが心電図検査を行ったところ，V4~6にST-T異常がみられた。兄が心筋梗塞だったこともあり循環器内科へ紹介したところ，冠動脈に3ヵ所75%以上の狭窄がみられ，ステントが挿入された。その後5年以上経過しているが，狭心症症状の発現なく順調である。

28 貧血

Common knowledge

●貧血の基本

多様な疾患の１つの徴候として貧血がみられる。一時的に顔面蒼白や目の前が暗くなり，その場でしゃがみこんだりするような場合をいわゆる脳貧血というが，これは厳密な意味で貧血ではなく，一過性の脳循環障害というべき病態である。少しの労作で息切れなど酸素不足の状態のために受診し，検査によって貧血を指摘される場合もあれば，吐下血などの症状のために消化器内科を受診し貧血が明らかになる場合など，貧血が発見される状況は実にさまざまである。また自覚症状はなく，偶然健康診断で発見される場合もある。いずれにしても赤血球数と血色素量によって貧血が明らかになった場合は，検査室から同時に報告される MCV と MCHC にも着目する。もちろん白血球数や血小板数も重要な情報をもたらす。

● MCV と MCH によって分ける貧血のタイプ

①小球性低色素性貧血（MCV 低値，MCH 低値）

②大球性高色素性貧血（MCV 高値，MCH 高値）

③正球性正色素性貧血（MCV 正常，MCH 正常）

小球性低色素性貧血の代表的疾患が鉄欠乏性貧血である。無症状のまま偶然発見されることが多い。萎縮性胃炎や胃切除後の無酸症が原因の場合がある。若い女性では明らかな原因がない鉄欠乏性貧血にしばしば遭遇する。小腸からの鉄の吸収の問題かもしれない。また女性の場合には子宮筋腫や月経過多が原因のこともある。

大球性高色素性貧血はビタミン B_{12} や葉酸の利用障害が原因である。肝硬変患者，大酒家に多くみられる。胃切除後患者では内因子欠乏のためビタミン B_{12} の吸収が障害される。また萎縮性胃炎に伴うこのタイプの貧血は悪性貧血といわれる。広節裂頭条虫症も本症の原因となるが最近の日本では少ない。

正球性正色素性貧血では失血，骨髄造血機能の低下，腎機能低下，栄養障害などが原因となる。無症状のまま推移し高度の貧血を呈する場合，男性では消化器癌，女性では子宮筋腫の頻度が高い。

Must do

●基本の検査

　小球性低色素性貧血の場合，鉄欠乏状態か否かをチェックする。Fe 低値，TIBC 高値，フェリチン低値を確認できれば鉄欠乏性貧血と診断する。もしこれらの基準に合わない場合は，骨髄検査が必要となるので血液内科専門医へ紹介する。

　大球性高色素性貧血では血清ビタミン B_{12} 値および葉酸値を測定する。また原因疾患を知るため，肝機能検査，便中虫卵検査，白血球像などを確認する。また骨髄異形成症候群への移行の可能性についても注意する。

　特に男性では便潜血を行う。また腹部症状あるいは腹部に理学的所見がみられる場合は，上部および下部消化管内視鏡検査が必須である。女性では腹部超音波検査あるいは下腹部 CT を選択する。急激に貧血が進行する疾患として，白血病・悪性リンパ腫・骨髄異形成症候群・再生不良性貧血など重篤な血液疾患がある。他の血球成分や血液像などを参考に見当をつけ早めに血液内科専門医に受診させる。腎機能が低下すると，腎で生成される造血ホルモンであるエリスロポイエチンの分泌が低下し，このタイプの貧血がみられる。血清クレアチニン値の上昇を手掛かりに腎性貧血と診断する。

●基本の治療

　まず鉄欠乏性貧血では鉄剤を 3 ヵ月間服用させ，Hb 値を 12 g/dL 以上にまで上昇させる。再発を防ぐため，日常の食生活の中で鉄分の多いレバー，赤身の肉魚，海藻類を多めに摂取するように指導するとともに，葉緑素を多く含む緑色の濃い野菜も意識して摂取させる。

　ビタミン B_{12} あるいは葉酸の欠乏と想定して，メチコバール® やフォリアミン® を内服させてもあまり治療効果が上がらないことが多い。胃切除後であれば週 1 回程度ビタミン B_{12} を注射すると改善することがある。アルコール依存症や肝硬変に伴うビタミン B_{12} あるいは葉酸の利用障害の場合は，原疾患に対する治療が重要である。

　正球性正色素性貧血では原疾患の治療を優先させるが，緊急で赤血球濃厚液などを輸血せざるを得ないことがあるので病院へ紹介すべきである。腎性貧血では週 1 回程度エポジン® の注射が有効である。貧血を改善することは腎機能の改善の面でも効果が期待できる。

28 ● 貧血

Warning!!

●子宮筋腫が鉄欠乏性貧血の原因の場合

　婦人科手術を優先するか，鉄剤投与を優先するか，専門外の医師は最終決定できない。婦人科とよく協議して治療方針を決定する。

症例1　60歳代男性　　PPI長期投与患者は貧血にご用心

　逆流性食道炎および軽度腎機能低下のため通院中。以前全く貧血はみられなかったが，ある日の診察時，顔色不良に気付いたため血液検査を行ったところ，RBC 287万，Hb 6.5 g/dLと著明な貧血がみられた。本人に改めて問診すると最近多少息切れするという程度の自覚症状のみであった。同時に測定した検査では，Cre 1.44 mg/dL，Fe 18 μg/dL，TIBC 459 μg/dL，フェリチン 7.5 ng/mLと典型的な低色素性貧血パターンであった。上部消化管内視鏡検査も行ったが失血の原因となるような病変はなく，便ヒトヘモグロビンも陰性であった。貧血発症時の内服薬はオルメテック®，ウルソ®，フェブリック®，パリエット®，ガナトン®，であった。フェログラジュメット® 1 Tを開始するとともにパリエット®を中止した。約2ヵ月後にはHb 11.1 g/dLまで改善し，顔色良好で息切れも全くみられなくなった。PPIを長期間投与した場合，薬剤性無酸症を生じ，食物中の鉄の酸化が抑制され，鉄欠乏性貧血を誘発したものと考える。近年胃食道逆流症あるいは逆流性食道炎に対して，強力な胃酸分泌抑制薬の長期間投与が広く行われているが，このような症例が存在することから，特にPPIを連用している患者に対して時々血液一般検査を行う必要がある。

症例2　50歳代男性　　ビタミンB_{12}無効の大球性高色素性貧血

　肥満症と糖尿病のため通院中。当初より著明な大球性高色素性貧血がみられるが，何ら貧血に伴う症状はみられなかった。飲酒歴なし。肝機能異常なし。血清ビタミンB_{12}および葉酸値はむしろ高値，胃切除術既往歴なし。便中虫卵陰性。末梢血白血球像では好中球が減少しリンパ球が52%，単球が12%と増加。ビタミンB_{12}注射は無効で不応性貧血の状態である。今後骨髄異形成症候群への進展が懸念され厳重に経過観察している。

症例3　80歳代男性　　正球性正色素性貧血の診断よりさらに癌性胸膜炎がみつかった例

　高血圧症治療のために通院中。ある日いつも通り水銀血圧計で血圧を測定している際に頻脈に気づいたため血液検査を行うと，高度な正球性正色素性貧血を認めた。特に食欲低下など消化器症状の訴えがないため，胸部単純X線検査を行ったところ右胸水を認めた。入院の上精査したところ，右肺癌による癌性胸膜炎であった。

———— MESSAGE ————

失血による急性貧血以外の貧血症は，原疾患の確定診断を優先すべし

29 肝機能異常

Common knowledge

●肝機能異常の基本

　各種健康診断の普及によって，無症状のまま肝機能異常を指摘されることが多くなった。最も頻繁に行われている検査項目は，GOT・GPT・γGTP の 3 項目である。この 3 項目で異常高値が認められれば，受診者は肝臓の精査を受けるように指示され，消化器内科を受診する。無症候性肝機能異常の原因疾患として頻度の多い疾患は，脂肪肝・アルコール性肝疾患・薬剤性肝障害・軽症ウイルス性肝炎などである。

●よくみられる原因疾患

①脂肪肝
②アルコール性肝疾患
③薬剤性肝障害
④ウイルス性肝炎

　肥満あるいは肥満傾向にあるか，あるいは最近体重が増加したかを質問することによって，脂肪肝の可能性を推定できる。現在飲酒習慣があるか，あるいは現在は禁酒しているとしても過去に相当飲酒したか否かを質問することによって，アルコール性肝疾患を推定できる。これまで常用してきた薬剤やサプリメントを聞きだすことも重要である。過去に肝機能異常を指摘されたことがあるか，あるいは肝疾患の家族歴，特に母親の肝疾患罹患歴は重要な情報である。

Must do

●基本の検査

　十分な問診を行った上で，HBs 抗原・HCV 抗体・ALP・LDH・総ビリルビン値などを調べる。次に腹部超音波検査を行う。脂肪肝所見の有無，慢性肝疾患パターンの有無，占拠性疾患の有無をチェックし，肝機能検査所見と合わせて診断を確定する。γGTP 以外は正常で，腹部超音波検査でも何ら異常所見を認めない中高年女性がいることも念頭に置く必要がある。また γGTP 以外の肝機能検査値や肝炎ウイルス陰性であった高齢男性で，肝臓癌が発見された例を経験したことがあるので要注意である。総ビリルビン値のみ高値の体質性黄疸は年余にわたって，その値が上昇と下降を繰り返す。ALP が異常高値の場合，胆道系疾患か卵巣腫瘍（奇形腫）の可能性を考慮して，まず ALP アイソザイム測定を行う。中学生から高校生，とき

110

29 ● 肝機能異常

に大学生では，骨の成長期にあり ALP 値のみ高い。また悪性腫瘍の骨転移でも高 ALP 血症をきたすので注意を要する。その他に，GOT は心筋を含む横紋筋の疾患でも上昇し，LDH は赤血球あるいは白血球の崩壊によって上昇するので，溶血性貧血あるいは血液系悪性疾患の発見の端緒となる。

Warning!!

●見逃されやすい疾患

①ALP 値は胆道系疾患早期発見のためのマーカー

硬化性胆管炎，胆管癌，乳頭部癌，肝内胆管細胞癌，肝門部癌，膵頭部癌など胆道系に主病変を有する疾患では早期からごく軽度の胆汁うっ滞を起こし，ALP 値のみ上昇する。

②LDH 値は重大疾患の発見のためのマーカー

高 LDH 血症が重大な疾患発見のために有用であった自験例として，悪性リンパ腫・悪性症候群・癌性骨髄症・間質性肺炎などを挙げることができる。したがって他の肝機能検査データはともかくとして，LDH 値の異常高値を認めたら重大な事態が起きていると考え，病院へ紹介するべきである。

症例1　70 歳代男性　　γGTP の上昇は脂肪肝だけではない

糖尿病および脂肪肝で通院中，定期的に肝機能検査を行っていたが，GOT/GPT は全く正常範囲であったが，γGTP のみ半年間に 322 U，368 U，421 U と徐々に上昇したため，腹部超音波検査を行ったところ，肝右葉に最大径 5 cm の肝細胞癌（HCC）を認めた。この患者は HBs 抗原陰性，HCV 抗体陰性，飲酒習慣がなく，当初の超音波検査で脂肪肝と診断していたため，γGTP を脂肪肝の進行のためと想定し画像診断による確認を怠り，結果的に HCC の発見が遅れてしまった反省すべき症例であった。

症例2　70 歳代女性　　肝機能検査の重要性

胸焼けなど不定愁訴のため断続的に通院していたが，念のため肝機能検査を行ったところ，GOT 691 U/L，GPT 366 U/L，ALP 836 U/L，γGTP 334 U/L と異常高値を示したため，本人を電話で呼び出し腹部超音波検査を行った。胆嚢の腫大と胆泥の存在を確認した。特に自覚症状はなく，腹部触診にて右季肋部の圧痛など胆嚢炎を疑う理学的所見はみられなかったが，急性胆嚢炎として，抗菌薬の点滴投与とウルソ®およびペニシリン系抗菌薬の内服治療を開始したところ，3 週間後には肝機能は ALP を除いて正常化し超音波検査でも胆嚢腫大の改善と胆泥の消失がみられた。もし肝機能検査を行っていなかったら診断が遅れ治療に時間を要したかもしれなかった。

症例3　60 歳代女性　　自己免疫性肝炎

　狭心症のため循環器内科に通院中。倦怠感・上腹部圧迫感・食欲低下がみられたため血液検査が行われ，GOT 844 U/L，GPT 706 U/L，γGTP 455 U/L，ALP 535 U/L，総ビリルビン 4.5 mg/dL，直接ビリルビン 3.5 mg/dL と著明な肝機能異常を指摘され当院へ紹介された。腹部超音波検査では胆嚢壁の著明な肥厚が胆嚢全体にみられた。胆嚢癌を疑い大学病院へ紹介した。その後，精査にてびまん性肝疾患が疑われ，肝生検の結果自己免疫性肝炎と診断されステロイド治療によって軽快した。

症例4　60 歳代男性　　薬剤性肝障害を疑う

　高血圧症，腎機能低下にて通院中。花粉症のため毎年春先に抗アレルギー薬を 1〜2 ヵ月程度繰り返し服薬していた。その年も 1 月下旬からアレグラ® を開始したが，その約 2 週間後に偶然肝機能検査を行ったところ，GOT 514 U/L，GPT 788 U/L，γGTP 108 U/L と上昇していた。早速本人を電話で呼び出し，腹部超音波検査を行ったところ，胆嚢壁が全周的に肥厚し胆嚢内には胆泥が貯留していた。腫瘍マーカー検査を行ったところ，CA19-9 120 U/mL，CEA 14.6 ng/mL と上昇していた。アレグラ® を中止し，ウルソ® 3 T を開始した。約 3 週間後 GOT 798 U/L，GPT 921 U/L，γGTP 313 U/L，CA19-9 156.8 U/mL，CEA 15.8 ng/mL と依然高値であったが，特に症状はなく，そのまま経過観察することにした。発症 5 ヵ月後 GOT 40 U/L，GPT 42 U/L，γGTP 103 U/L，CA19-9 31.6 U/mL，CEA 11.0 ng/mL と改善した。胆嚢超音波所見や CA19-9 高値は薬剤性肝障害として矛盾はなかった。

　抗アレルギー薬はアレルギー反応を抑える薬であるとはいえ，人体にとって異物であり毎年投与しているから問題なしと判断するのは早計である。むしろ毎年一定期間を空けて同一薬剤を投与することは，薬剤がハプテンとして抗体を産生している可能性に注意しなければならない。本例は経過中に特に症状はなく，もし医師が注意深く肝機能検査を行わなければ見逃してしまった可能性があった。

MESSAGE

肝機能異常のなかには重大な症患が潜んでいる可能性があり，
十分精査を行うべし!!

30 ▶ 脂質代謝異常

Common knowledge

●脂質代謝異常の基本

　脂質代謝異常は無症状で推移するために，ほとんどの例が健康診断で発見される。主な異常は，総コレステロール（Ch）値・LDL-コレステロール（LDL）値・中性脂肪（TG）値の上昇あるいは HDL-コレステロール（HDL）値の低下である。

　生体内の Ch の 70% は肝臓で生合成され（内因性 Ch），残りの 30% は食物由来（外因性 Ch）である。肝細胞内にプールされた Ch は VLDL の成分として血液中に放出され，さらに LDL の主成分となり肝臓へ戻るが，一部の酸化 LDL は粥状動脈硬化の原因となる。動脈に沈着した Ch は HDL によって回収される。食物中の TG は小腸から吸収されカイロミクロン（chylomicron：CM）の主成分として肝臓へ運搬される。肝臓内に貯蔵された TG は VLDL の成分として Ch とともに血液中に放出される。アルコールはこの過程を促進する。運動によって，肝細胞内における内因性 Ch の生合成量が減少し，TG がエネルギーとして消費される。

　脂質代謝異常や動脈硬化性疾患の家族歴を有する患者では，血液中の脂質レベルの厳重な管理を行い，心血管イベントの予防が重要である。

●よくみられる脂質代謝異常

①高 LDL 血症
②高 TG 血症
③低 HDL 血症
④高 HDL 血症

　近年総 Ch 値に代わって検診ではほとんど LDL 値を測定することになった。高 LDL 血症患者では，基礎疾患の有無によって服薬治療開始の基準が異なる。高 TG 血症では食事内容や飲酒の影響が大きい。低 HDL 血症は肥満症の中高年男性に多く，運動不足の傾向が顕著である。高 HDL 血症を臨床的に問題視する必要性があるか否か，はっきり結論が出されていない。

Must do

●基本の検査

　高 LDL 血症では胸部単純 X 線撮影，心電図，アポ蛋白（AI，B，E），腎機能検査および眼底検査か頸動脈超音波検査を行い，動脈硬化性変化が実際にあるか否かを確認する。高 TG 血症では肥満・飲酒習慣・高脂血症膵炎との関連性を考慮して，

113

体格指数・肝機能・膵部を中心とする腹部圧痛の有無などを確認する。採血ではアポ蛋白（C2, C3）を測定する。血中 HDL 値は TG 値と反比例するので，低 HDL 血症では同時に測定した TG 値を参考にしながら，運動不足の有無を確認する。

●基本の治療

高 LDL 血症では，まず食事指導を行う。炭水化物と脂肪の摂取量が多く運動不足があれば，LDL 値が上昇する旨を説明し，食事・生活習慣の改善を実行するように指導する。過去に脳梗塞や虚血性心疾患の既往があれば，ガイドラインに則ってスタチン系あるいはゼチーア®を処方する。治療目標値も 110 mg/dL 付近まで下げる。

高 TG 血症では食事指導が特に重要である。高脂肪食・甘いもの・アルコール摂取と運動不足が高 TG 血症の原因であることを十分に理解するように説明する。食事療法と運動療法を，まず2〜3ヵ月実行して効果が不十分であればフィブラート系薬剤を処方する。また大柴胡湯⑧の夕食前投与が有効な例がある。

低 HDL 血症では運動不足の改善が重要であるが，高 TG 血症も認められる場合は食事療法およびフィブラート系薬剤を処方する。

Warning!!

●早目の対策が必要な脂質代謝異常

①家族性高脂血症Ⅱb型

家族性高脂血症Ⅱbでは時に LDL 値が 600〜800 mg/dL と極端に高値のことがある。心血管イベントが切迫しているので，急いで LDL アフェレーシスが可能な施設へ紹介すべきである。

②家族性高脂血症Ⅰ型Ⅴ型

家族性高脂血症ⅠあるいはⅤ型では高脂血症膵炎を発症する危険性があり，最初からフィブラート系薬剤を開始する。高脂肪食と飲酒が膵炎発作を誘発するので注意を喚起する。

30 ● 脂質代謝異常

症例1　70歳代女性　　萎縮性甲状腺炎

　半年前の定期健康診断時に200 mg/dL前後であった総コレステロール値が285 mg/dLと上昇した。何ら特別な症状はなかったが甲状腺機能検査を行ったところ，TSH高値とFT4低値であった。萎縮性甲状腺炎と診断し，チラーヂン® Sを処方すると，2ヵ月後には総コレステロール値は正常化した。

症例2　60歳代女性　　総コレステロール値820 mg/dL！

　数年前から高コレステロール血症を指摘されていたが放置。姉が心筋梗塞で死亡。コレステロール値が気になり来院したが，両側上眼瞼に黄色腫あり，心電図では特に虚血性変化なし。血清脂質値を測定したところ，総コレステロール値が820 mg/dLと極めて高値であった。急性心筋梗塞を発症する可能性が高いと判断し，直ちに病院の循環器内科に紹介した。病院ではLDLアフェレーシスが行われたが，急性心筋梗塞を発症したとの報告があった。

症例3　40歳代男性　　急性膵炎発症のリスクは血清TG値2,000 mg/dL以上から

　忘年会シーズン，すき焼きを食べながら大量の日本酒を飲用してから数時間後に激烈な腹痛を生じ，緊急入院となった。入院時上腹部に筋性防御と圧痛がみられたが，血液検査では血清アミラーゼは正常範囲であり，一方血清TG値は5,320 mg/dLと極めて高度の高TG血症を認めた。画像検査では膵全体の腫大と膵頭体部前面に液体の貯留がみられた。急性の高脂血症膵炎として治療し1週間後には軽快した。患者の母親と弟にも高TG血症がみられた。一般に血清TG値が2,000 mg/dL以上に達すると急性膵炎を発症するリスクが高いといわれている。

MESSAGE

飲酒によって中性脂肪・尿酸・γGTPが上昇する人は，
体がアルコールに弱く，悲鳴を上げていると思うべし。

👆 横紋筋融解症

スタチン系・フィブラート系・ゼチーア®いずれの脂質異常症改善薬にも，この重大な副作用が起こりうる。クレストール®の発売後副作用報告によると1万人中3人にアキレス腱付近の筋肉痛が発生し，そのうち明らかな横紋筋融解症は1例であったとのこと。

31 高血糖

Common knowledge

●高血糖の基本

　無症状のうちに健康診断で発見される代表的疾患の１つが糖尿病である。尿糖陽性者の中には糖尿病の前段階ともいわれる腎性糖尿があるが，尿糖陽性イコール糖尿病ではない。１回の血糖値のみでは糖尿病と即断できない。高血糖あるいは尿糖陽性を指摘されて受診する患者には，尿検査，空腹時血糖値および HbA1c を測定し，３者の結果をみて総合的に判断する。

　食物中の炭水化物が消化吸収されると最終的にはブドウ糖になる。一方，脳神経細胞は常にブドウ糖を必要とするため，筋肉や肝臓に貯蔵されたグリコーゲンが解糖されブドウ糖が供給される。こうして血流によって全身に運ばれるブドウ糖は，末梢の各細胞に取り込まれ好気的解糖を経て ATP を産生してエネルギーとなる。この過程において重要な役割を果たすのが，膵臓ランゲルハンス島 B 細胞から血中へ分泌されるインスリンである。

　糖尿病においては高血糖状態が中心的病態であり，インスリンの絶対的あるいは相対的不足によって血中のブドウ糖レベルが上昇する。１型糖尿病ではインスリンが絶対的に不足している。一方，２型糖尿病では末梢細胞へのブドウ糖の取り込みに対するインスリンの作用不足がみられる。多くの２型糖尿病では遺伝素因に生活習慣など環境因子が加わり，インスリン抵抗性が増している。２型糖尿病の初期にはインスリン過分泌がみられ，その状態が長期にわたるとランゲルハンス島 B 細胞が疲弊し，インスリン分泌が低下する。

●よくみられる高血糖の原因

①１型糖尿病（インスリンの絶対的不足）
②２型糖尿病（インスリンの相対的作用不足，グルカゴン分泌過剰）
③続発性高血糖（原疾患による高血糖状態）
　　A．解糖系ホルモン分泌過剰
　　　　成長ホルモン分泌過剰（巨人症，末端肥大症）
　　　　ACTH 分泌過剰（クッシング病）
　　　　甲状腺ホルモン分泌過剰（バセドウ病）

31 ● 高血糖

　　糖質コルチコイド分泌過剰（クッシング症候群）
　　カテコールアミン分泌過剰（褐色細胞腫）
　　グルカゴン産生腫瘍
　B．膵臓ランゲルハンス島 B 細胞数の減少
　　膵臓癌
　　末期アルコール性慢性膵炎
　C．消化管からの急激なブドウ糖吸収による一時的過血糖
　　胃切除後早期ダンピング症候群

Must do

● 高血糖の診断

　まず血糖値を測定することはいうまでもない。問題はどのような条件で採血したかによって解釈が異なることである。通常一晩絶食の上，早朝空腹時に採血するが，健常者は 110 mg/dL 未満である。随時血糖の場合は，食事の時間，内容を確認する。どのような時間に採血しても血糖値が 200 mg/dL 以上であれば糖尿病と判定しても問題はない。以前はブドウ糖負荷試験が耐糖能を調べるためのゴールドスタンダードだったが，一時的にせよ高血糖を誘発すること，最低 2 時間は被検者を拘束すること，さらに胃切除後患者では早期ダンピングを誘発することなどから，最近はあまり行われなくなってきた。

　一方，HbA1c は随時採血で約 2 ヵ月前の血糖値の平均値を示すことから，一般臨床の場では極めて有効な指標である。その他にフルクトサミン，グリコアルブミン，1.5 AG などが測定されることがあるが，HbA1c 以上に有効とはいえない。

　また，健康診断などで必ず行われる尿糖定性は，糖尿病発見の端緒とはなるが，確定診断には適していない。通常血糖値が 170 mg/dL 以上に達すると，腎糸球体で濾過されたブドウ糖を尿細管で 100％再吸収できなくなり，尿糖が陽性になるが，前糖尿病ともいうべき腎性糖尿では，血糖値が 170 mg/dL 未満でも尿糖陽性となってしまう。すなわち尿糖陽性と判定されたとしても必ずしも糖尿病ではない。

● 高血糖の治療

　肥満あるいは内臓脂肪蓄積に伴うインスリン抵抗性のある 2 型糖尿病では，まず食事療法と運動療法を行う。ただし，高血糖状態ではランゲルハンス島 B 細胞機能が低下しているので，経口糖尿病薬を当初から開始してもよい。1 型糖尿病ではインスリン注射が必須である。続発性高血糖では原疾患の治療を優先する。

Warning!!

●対応が困難な高血糖患者：不安定糖尿病

血糖値の日内変動が激しく，HbA1c 値がしばしば 10％以上となり，網膜症，腎症，神経障害などを合併する患者の血糖コントロールには苦慮する。そのような患者に対して当院では，強化インスリン療法に DPP4 阻害薬あるいは α グルコシダーゼ阻害薬の併用を試みているが，必ずしも満足できるような血糖コントロールが得られていないのが現状である。

症例1　70 歳代男性　　血糖値の異常高値より疑う膵癌
　人間ドックの面談の際，血糖値が 200 mg/dL 以上の高値であった。前年の結果が正常であったこと，腹部超音波検査では膵頭体部に石灰化像ありとの検査結果であったことから，膵癌の存在を疑い，直ちに精査を行った。その結果，膵石症に合併した膵体部癌と診断された。

症例2　80 歳代男性　　体重減少のほかに自覚症状のない膵頭部癌の例
　生来頑健な人で一切医療機関を受診した経験がなかった。風邪気味で病院を受診したところ，初めて糖尿病といわれた。その後徐々に体重減少がみられ，3 ヵ月後，家族が皮膚の黄染に気づいた。その時点では本人は何ら腹痛を感じていなかった。早速病院を受診したところ，膵頭部癌による閉塞性黄疸と診断された。

症例3　50 歳代男性　　インスリン強化療法
　30 歳頃初めて糖尿病と診断され，経口糖尿病薬を処方されていたが，風邪に罹患したのを契機に糖尿病ケトアシドーシスを発症し病院へ紹介された。当時勤務医だった筆者が担当し，インスリン治療を導入し軽快した。しかしその後数年間は，年数回の頻度でいわゆるシックデイを発症し，入退院を繰り返していた。厳密に血糖コントロールを目指し，インスリン強化療法を導入した。導入前の HbA1c は常に 9〜10％であったが，導入後は徐々に改善し 7％前後に安定し，最近 10 年間はシックデイを全く経験していない。

--- **MESSAGE** ---

高血糖治療の根本は，ブドウ糖がエネルギーとして消費され，
高血糖状態が改善することと理解すべし！

👍 DPP4 阻害薬

回腸粘膜の内分泌細胞から分泌される GLP–1 は膵ランゲルハンス島 B 細胞を刺激してインスリン分泌を促すが，DPP4 によって短時間で不活化される。DPP4 阻害薬は B 細胞に作用して GLP–1 のインスリン分泌促進作用時間を長くし，一方ランゲルハンス島 A 細胞によるグルカゴンは分泌を抑制する。

32 ▷ 肥満

Common knowledge

●肥満の基本

　健康診断あるいは特定検診において，身長，体重，腹囲が測定される。体重（kg）÷身長（m）÷身長（m）によって体格指数（Body Mass Index：BMI）が算出され，日本ではBMI>25を，米国ではBMI>30をそれぞれ肥満と定義する。しかしこの定義を各個人にそのまま当てはめてよいかどうかは，十分検討しなければならない。例えば高校生や大学生の頃に，相撲・柔道・ラグビーなど運動で鍛え上げた筋肉質の人の場合，BMIが25以上でも肥満とはいわず過体重あるいは「立派な体格」といってよく，肥満による代謝異常などがなければ，特に医療が介入する必要はない。一方20歳頃にむしろやせ型だった人が中高年になって，例えば20歳当時と比較して20 kgの体重増加がみられたとすると，BMIが25未満でも肥満として減量が必要となる。したがって機械的にBMIのみで肥満か否かを判定するのではなく，各人の運動歴・体重歴から，その人の理想体重「目標体重」を決める必要がある。

●よくみられる肥満のタイプ

①内臓脂肪蓄積型肥満

②皮下脂肪蓄積型肥満

③中心性肥満（クッシング症候群）

　簡易体重計による体脂肪率の測定値は，皮下脂肪を反映していると解釈する必要がある。普通の体格の女性の方が，お腹が突出した中高年男性よりも体脂肪率が高いことがしばしばみられる。なぜなら一般に女性は皮下脂肪が多いため体脂肪率を計測すると高値となり，それに対して皮下脂肪が少なく内臓脂肪が多い中高年男性では体脂肪率が低い値になるからである。

Must do

●肥満症の検査

　肥満症を内臓脂肪蓄積型か皮下脂肪型かを区別することが重要である。なぜなら内臓脂肪蓄積型は種々代謝異常を合併し健康障害をきたすからである。腹部単純CT検査を行い，臍レベルの断面における皮下脂肪面積と内臓脂肪面積から鑑別できる。しかし全員にCT検査を受けさせることはできないので，ウエストとヒップ

の割合でもおおよその見当をつけることができる。次に血圧・血糖値・脂質・尿酸などを測定し，肥満に伴う健康障害をチェックする。

●肥満症の治療

　肥満者を指導する際，まずその人の理想体重を決定する。20歳前後のやせ型の人はBMI 22を目標とする。一方20歳頃に過体重であったとしても健康であったならば，その後に増加した体重分を減らすことを目標とする。次に生活，特に食生活のクセをチェックし見直しを進める。「早食いか」「食卓の上の食事を全て食べるか」「高カロリー食を好むか」「飲酒習慣があるか」「ストレスが多いか」「運動習慣があるか」などである。これらを問診し，その人の問題点が明らかになれば，それを意識して改善するように求める。そのうえで1日の摂取カロリーを決定する。日本糖尿病学会の発行する糖尿病食事療法のための食品交換表を参考に食事指導を行う。3度の食事以外に，間食をしない，夜遅い食事は禁物であることなども指導する。運動習慣を身につけさせるために，運動そのものを楽しむようにさせなければならない。

　食事療法としてキャベツ，野菜スープを取り入れるのも1つの方法である。生のキャベツを包丁で6等分にカットし，その1カット分を毎朝よく噛んで食べるというものである。みじん切りにカットはしない。奥歯でよく噛むという動作は視床下部の満腹中枢を刺激するため，キャベツ以外にさらに食べる気を起こさなくするという仕組みである。その他に野菜スープ療法では，ダイコン，ニンジン，ハクサイなど食物繊維が多くカロリーの少ない野菜を，コンソメ味などで味付けして圧力鍋で煮たて，いつでも飲める状態にしておく。毎朝このスープを丼一杯程度飲むと，朝食をこれだけで済ますことができるというものである。

　漢方薬を服用してもよい。脂肪太りタイプで便秘気味であれば防風通聖散⑥，水太りタイプで膝関節痛などを訴える場合は防已黄耆湯⑳を処方する。

Warning!!

●極端なダイエットの危険性

①メンタル面に及ぼす影響

　整形外科的治療を始める前に肥満解消するように指導すると，拒食症に陥ることがある。いったん刷り込まれた誤った考え方を正すには多くの時間と労力が必要となる。

②リバウンド

　筋力トレーニングなど運動療法を取り入れずに極端な食事カロリー制限を行うと，身体活動に重要な筋肉量や骨量まで減少してしまう。リバウンドが起きて過食

に転じると，脂肪組織のみ肥大しダイエット前の身体組成の方がよかった，ということになりかねない。

症例1　50歳代男性　　患者本人の努力が結果に結びついた好例

　人間ドックの結果，肥満・耐糖能異常・脂質代謝異常・高血圧症・脂肪肝・高尿酸血症と**メタボリック症候群**の項目のほとんど全てに問題があり，カロリー制限と毎日の運動を勧めた。その1年後，本人と偶然面談することになり，検査数値をみると，前年みられた異常値が全て正常範囲内に改善していた。そこで本人にどんな努力をしたかを尋ねると，毎日の朝の通勤で地下鉄を使っていたのを止めて，職場まで約50分間歩くことにして，これを1年間続けたとのことであった。「いつでも」「一人でも」を貫く強い信念で素晴らしい結果が得られたと感心した。

症例2　40歳代男性　　「運動」を趣味にする！

　肥満・高尿酸血症・脂質代謝異常のため来院。身長は174 cm，体重は97 kgであった。食事カロリー制限と運動を勧めたが，「自分の体重を維持するために多く食べないといけない」「生来運動が苦手でスポーツを楽しめない」との理由で治療効果がみられなかった。しかしある時，「健康のためのボクシング教室」に思い切って入ってみたら，スポーツをすることの楽しみを発見し，食事量に関するこだわりが徐々に消え，その約半年後には80 kgにまで減量できた。尿酸値は正常範囲に改善したが，通院する度に主治医として励まし続けながら，高尿酸血症改善薬とフィブラート系高脂血症改善薬の服用を続けている。運動療法を健康のための手段とするのではなく，運動自体を楽しみ，さらに習慣となれば治療効果も上がることを証明してくれた好例であった。

症例3　40歳代女性　　左副腎腫瘍がもたらした満月様顔貌と体重増加

　気分の変調のため精神科で抗精神病薬を処方され，体重増加・高血圧・血糖値の上昇がみられたため内科に紹介された。診察室での第一印象は満月様顔貌であった。典型的な**クッシング症候群**と診断し，副腎皮質系ホルモンを測定したところ異常高値がみられ，さらに腹部超音波検査およびCT検査にて左副腎腫瘍と診断した。外科にて左副腎腫瘍を摘出したところ，術後には血糖値と血圧は正常化し，さらに3ヵ月後には満月様顔貌・体重も元に戻った。

— MESSAGE —

運動療法は本人が楽しんで続けられるものを選ぶべし！

33 ▶ 蛋白尿・腎機能低下

Common knowledge

●蛋白尿・腎機能低下の基本

　蛋白尿は，検診で偶然発見される場合，何らかの症状があって受診し発見される場合や，尿路系疾患の検査で確認される場合など，発見の契機はまちまちである。蛋白尿と予後に関して，沖縄県立中部病院から極めて有用な臨床研究結果が報告されている。尿蛋白陽性者に予後を説明する際に役立つので以下に示す。研究を開始する時点で，被検者120名を，尿蛋白（±）群，（＋）群，（2＋）群，および（3＋）群の4群各30名ずつに分け，腎機能検査を17年間追跡調査している。各群の腎不全への移行率は，尿蛋白（±）群で0％，同（＋）群で1％，同（2＋）群で7％，および同（3＋）群で15％とのことであった。多くの患者にとって，将来透析が必要となるか否かは大問題であり，実際のデータは患者にとって重要な情報となる。

　一方，検診項目の中に血清クレアチニン値測定が含まれている場合，その値から腎泌尿器系疾患を発見する端緒となる場合があり，特に慢性腎臓病を早期に発見し介入することは，将来人工透析を導入せざるを得ない患者の数を減少させることにつながる。つまり，透析にかかるコストが莫大となるのを抑え患者の負担が大きくなる前に治療を開始することが重要といえる。

●よくみられる原因疾患

①無症候性蛋白尿

②糖尿病腎症

③高血圧症に伴う腎硬化症

④IgA腎症・糸球体腎炎など原発性の腎臓病

⑤ネフローゼ症候群

　尿蛋白陽性であって腎機能検査上異常がみられない無症候性蛋白尿では，年1回の尿検査でよい。

　糖尿病患者では定期的に尿検査を行い，尿蛋白の有無を確認する必要がある。腎不全へ進行し透析導入を余儀なくされる患者も多い。血糖コントロールを治療目標とするが，糖尿病腎症の進行を遅らせるように腎臓内科の医師との連携が重要である。

　病歴の長い高血圧症患者では腎硬化症を合併し，蛋白尿と腎機能の低下がみられるケースが多い。血圧のコントロールに加えて，尿蛋白量を減らし，さらに腎機能

33 ● 蛋白尿・腎機能低下

を悪化させないような指導が求められる。

　蛋白尿と腎機能の低下が原発性の腎疾患を発見する端緒となることがある。腎生検で診断を確定する必要があるので腎臓専門医へ紹介する。

　ネフローゼ症候群は糖尿病腎症やIgA腎症などに伴って発症する。限外濾過や人工透析が必要な段階にまで進行することがあるので，腎臓専門医に紹介すべきである。

Must do

●基本の検査

　まず蛋白尿の原因を調べる。尿路感染に伴う場合，患者は膀胱刺激症状を訴える。血圧測定，血液検査（血糖値，尿酸値，クレアチニン値，電解質，アルブミン値，貧血など）を行う。クレアチニン値からGFRを算出する。腹部超音波検査で左右の腎のサイズをそれぞれ計測し，腎萎縮や石灰化の有無などをチェックする。

●基本の治療

　腎機能を悪化させる高血圧症・糖尿病・高尿酸血症・肥満症・脂質代謝異常・貧血などの有無をチェックし，それぞれの対策を行うと同時に食事指導を行う。食事療法の原則は腎臓に負担をかけないことである。すなわち蛋白質の制限と塩分制限が重要である。クレアチニン値が上昇してきたら，透析導入をできるだけ遅らせるため，クレメジン®細粒の服用を始める。腎性貧血があれば，定期的にエポジン®注射を行う。

Warning!!

●見逃しがちな疾患：腎臓癌

　特異的な症状がないため見逃されやすい。尿蛋白が陽性だったために偶然行った腹部超音波検査などの画像検査で発見されることがある。年1回はがん検診の一環として腹部超音波検査も加えたい。

症例1　50歳代男性　　クレメジン®細粒および利尿薬で2年間コントロールをしたのち，
　　　　　　　　　　　　透析導入となった例

　胸焼けを主訴として来院。上部消化管内視鏡検査で逆流性食道炎と診断した。初診時の尿検査で蛋白（3＋），糖（2＋）であったため，血液検査を行ったところ，血糖値の上昇，クレアチニン値の上昇，血清アルブミン値の低下がみられた。糖尿病，ネフローゼ症候群および慢性腎不全と診断し，経口血糖降下薬，クレメジン®細粒および食事療法として蛋白質の制限を指示した。透析療法導入が予見されたため，近隣の透析病院を紹介した。腎臓専門医から，しばら

く現在の治療を続け，クレアチニン値が 6 mg/dL を超えたら再度紹介するように提案された。その後約 2 年間，当院で経過を観察したが，しばしば高度の下腿浮腫や心肥大を繰り返したため，その都度利尿薬で調節した。全身浮腫のコントロールが困難となり限外濾過の適応と考えられ，また一般内科医が診る限界と考え，透析病院へ処置を依頼した。

症例 2　60 歳代男性　　ARB により腎機能に改善がみられた

　高血圧治療のため来院。初診時血液検査では血清クレアチニン値が 2.8 mg/dL と高値であり，また尿蛋白陽性であった。腹部超音波検査では右腎の明らかな萎縮がみられた。高血圧症に伴う腎硬化症および腎不全として，蛋白尿および腎機能改善作用が期待される ARB の 1 つであるイルベタン®1 T およびクレメジン®細粒を開始した。1 年後にはクレアチニン値が 1.38 mg/dL まで改善した。その後数年間のクレアチニン値は 1.5〜1.8 mg/dL の範囲内で推移している。

症例 3　60 歳代女性　　ARB と五苓散⑰で血清クレアチニン値を安定させる

　会社の健康診断で血清クレアチニン値の軽度上昇を指摘されたため当院受診。数日前から右側腹部痛があるとの訴えもあり，腹部を触診したところ，右側腹部から上腹部にかけて小児頭大の比較的硬い腫瘤を触知した。腹部超音波検査行ったところ，右腎が腫瘤は多数の囊胞により占拠され腫大したことから，常染色体優性囊胞腎と診断した。本症では 70 歳前後に人工透析を導入する例が多いといわれている。家族歴として透析患者がいることも判明しているので，何とか囊胞腎の進行を抑えたいと考え，ARB および五苓散⑰を開始した。その後約 3 年間経過を観察したが，血清クレアチニン値は 0.85〜0.95 mg/dL で推移している。

症例 4　60 歳代男性　　血清クレアチニン値の時の原因が後腹膜線維症

　便秘と腹部膨満感のため来院。糞便イレウスを疑い血液検査を行ったところ，血清クレアチニン値が 1.37 mg/dL と高値であった。その数ヵ月前に他疾患のため受診した際の同値は 0.90 mg/dL であった。この異常上昇の原因を検索するために腹部 CT 検査を行ったところ，右腎盂から腸骨上極レベルまでの右尿管が著明に拡張していた。(病名が確定されてから CT 画像を再検討すると，下腸間膜動脈起始部付近から総腸骨動脈分岐部付近まで腹部大動脈および下大静脈を巻き込むような不整形腫瘤がみられた) 泌尿器科へ紹介したところ，悪性像はなく右尿管狭窄部にステントが挿入された。その後，泌尿器科にて後腹膜線維症と診断されプレドニゾロンの内服が始まった。後腹膜線維症は IgG4 関連疾患の 1 つであり，自己免疫性膵炎や唾液腺腫脹なども含まれている。本例では特に腹痛や唾液線腫脹を伴っていなかったが，念のため血清 IgG4 値および血清トリプシン値を測定すると，それぞれ 167 mg/dL（4〜108），722 ng/mL（100〜550）と高値であった。自己免疫性膵炎に関しては画像上確定できていないが，トリプシン値が高値であったことから，少なくとも慢性膵炎はあると考えている。

――――――――――――――― MESSAGE ―――――――――――――――
蛋白尿や軽度クレアチニン値の上昇は
重大腎・泌尿器系疾患の可能性を考えるべし！

34 血尿

Common knowledge

●血尿の基本

腎臓から尿道口までの尿路において出血性病変が存在すれば，肉眼的あるいは顕微鏡的血尿が出現する。血尿と間違われるのがミオグロビン尿症である。本症は筋肉の酷使や筋肉の挫滅などのため筋肉が崩壊し，筋肉組織からミオグロビンが大量に流出し腎から排泄されるため，肉眼的に一見血尿が出たようにみえる。

●よくみられる原因疾患

①尿路結石
②出血性膀胱炎
③急性糸球体腎炎
④腎尿路系悪性腫瘍

深夜から未明にかけて腰に手を当て血尿を訴え，救急外来を受診する中高年男性の多くは腎尿管結石である。高尿酸血症や痛風発作の既往があれば，ほぼ診断を確定できる。膀胱刺激症状と血尿を訴える女性に出血性膀胱炎が多い。急性糸球体腎炎は小学生に多く初出し，顔面浮腫・血尿を訴え，血圧上昇を認める例が多い。膀胱腫瘍では本人が血尿に気づき来院することが多い。腎臓癌や腎盂癌の多くは無症状で，顕微鏡的血尿が診断の契機になる。

Must do

●基本の検査

コップに採取された尿を肉眼的に観察する。赤ワインのような濃い血尿は膀胱腫瘍に見られる。出血性膀胱炎や腎結石では出血量が少なく薄いピンク色程度のことが多い。採尿前に腹部超音波検査を行えば膀胱腫瘍を診断できる。また尿管結石を疑って超音波検査を行う際には，結石陰影を捉えられることは少ない。むしろ腎盂の一部拡張や水腎症を認める場合の方が多い。また腎臓癌は腹部超音波検査や腹部CT検査で発見されることが多い。

●基本の処方

尿管結石では結石溶解剤ウロカルン®6 T，高尿酸血症が確実であればウラリット®U 3 g，痛み対策としてインテバン®SPを頓用で処方する。出血性膀胱炎ではキノロン系抗菌薬と止血薬を処方する。膀胱腫瘍による大量血尿には漢方薬の芎帰膠艾湯⑦を試みてもよい。

JCOPY 88002-873

125

> **Warning!!**

●見逃しがちな疾患：無症状の泌尿器科系悪性腫瘍

画像診断を行わないと発見は困難であり，血尿患者は排尿前に腹部超音波を行う。

症例1　小学校低学年女児　　小児によくみられる糸球体腎炎

夜間救急に，血尿が出た小学校低学年の女子児童を父親が連れてきた。顔を見ると明らかに浮腫が見られたので，父親に尋ねると自分もそう思うとのこと。早速血圧を測定すると収縮期圧が 160 mmHg と高かった。検尿以外の検査はできなかったので，「糸球体腎炎の疑い」として翌日小児科を受診するように指示した。

症例2　50歳代男性　　高尿酸血症治療中の男性が血尿

高尿酸血症で通院治療中であったが，ある日の夕方血尿が出たと訴え来院。腰痛腹痛は全くない。腹部の圧痛や腎部の殴打痛なし。痛みを伴わず血尿のみの腎尿管結石の経験はない。直前に排尿してきたため採尿は不可能。膀胱腫瘍の可能性を考えると腹部超音波検査を試みたいが，尿管結石の場合は見落とす可能性がある。検討の上，腹部 CT 検査を緊急で行うことにした。その結果，右の軽度の右水腎症とその数 cm 下流に輝度の高い尿管結石を証明することができた。ウロカルン® 6 T とウラリット® U 3 g を 2 週間分処方し，もし痛みがあればインテバン® SP1C を頓服するように指示した。

症例3　80歳代女性　　膀胱内に不整形の腫瘤陰影

糖尿病と骨粗鬆症のために通院中。血尿のため来院。出血量が多いためか尿は赤ワインのような外観を呈していた。頻尿や排尿痛など膀胱刺激症状もあったため，抗菌薬とアドナ® のみ処方し 2 日後に排尿せずに来院してもらい腹部超音波検査を行った。膀胱内に不整形の実質エコー像が見られた。膀胱腫瘍を疑って病院泌尿器科へ紹介した。精査の結果，膀胱内異常エコーは凝血塊であり，出血性膀胱炎と診断された。その後も本症をしばしば繰り返しているが，数日間の抗菌薬と止血薬の投与で軽快している。

症例4　80歳代女性　　膀胱刺激症状はないが突然の血尿で確定した膀胱腫瘍

自宅階段で転落事故を起こしてから，車いす生活を余儀なくされていた。ある日突然血尿あり。膀胱刺激症状が全くみられないことから，腎尿路系の悪性腫瘍を疑い早速腹部超音波検査を行ったところ，膀胱内に不整形の実質エコー像がみられた。膀胱腫瘍を疑い病院泌尿器科を紹介した。精査の結果，膀胱腫瘍と確定診断された。本人が一切の治療を拒否したため，経過をみることになった。

── MESSAGE ──

紹介にあたってはまず自分で検査し診断に見当をつけるべし！

35 高尿酸血症

Common knowledge

●高尿酸血症の基本

かつて高尿酸血症（痛風）は美食家の中高年男性の疾患といわれてきた。そして尿路結石・痛風・痛風腎が高尿酸血症の3大合併症であり，これらの合併症予防のために高尿酸血症治療を行うという考え方が主流であった。しかし近年動脈硬化のリスクファクターとして注目され，さらに炭水化物が代謝されると生体内で尿酸が合成されることが明らかにされ，特に働き盛りの肥満男性における高尿酸血症の合併頻度がきわめて高いことが注目されている。社会人となってから定期的な運動をしなくなり，さらに炭水化物を大量に摂取し続け，20代のころより20～30 kg以上体重が増加することによっていわゆる「メタボリック症候群」の典型的タイプになっている。

How to do

●基本の検査

健康診断などで高尿酸血症を指摘され外来を受診した場合，まず身長・体重・BMI・脂肪肝・脂質代謝異常・糖代謝異常・腎機能異常・痛風発作や尿路結石の既往などを確認する。尿酸値が10 mg/dL以上と尋常ではない値を示した場合，特殊で重篤な病態を想定する。

●基本の処方

食事・運動療法を指示し，高尿酸血症治療薬を開始する。食事療法として，肥満糖尿病に準じたカロリー制限，特に炭水化物の制限を強く行う。飲酒は尿酸値を上昇させるので，飲酒量を制限する。特にプリン体を多く含むビールは避けるように指示する。プリン体含有量は各ビールメーカーが表示している。「ホップ」はプリン体含有量が多く，「ゼロ，フリー」は含有量が少ない傾向にある。運動療法には，持久力を必要とするような運動が適している。散歩・ジョギング・サイクリング・水泳など，息が切れない程度に30～40分間持続が可能な運動が望ましい。また通勤のため必ず毎日歩くなど，日常生活に運動を組み込めるように計画実行するとよい。

近年，高尿酸血症治療薬にフェブリク®が加わり，これまでの尿酸合成阻害薬ザイロリック®および腎排泄促進薬ユリノーム®のみの時代が終わった。少なくとも尿酸値6 mg/dL未満に下げることを目標とした長期間の治療を行う。

Warning!!

●治療を始める際に患者に是非伝えたいこと

①高尿酸血症が完治することは少ない

無症状のため治療を自己判断で中断し，痛風発作を発症して初めて事の重大さに気づく患者が多い。完治は難しいが症状のコントロールが大切であること，そのための薬物療法であること伝えておきたい。

②痛風発作時の対応

痛風の好発部位は第1趾の近位関節であるが，時に足関節より遠位全体に発症することがある。関節腔に尿酸の結晶が形成されるとその関節は腫脹発赤し，痛みはかなり激烈である。湿布などで冷却し，インテバン® SP を約1週間分処方する。発作中は高尿酸血症治療は中止しなければならない。なぜならこれらの治療薬は尿酸の血中濃度を下げるが，関節液中の濃度を上昇させるからである。発作が寛解してから高尿酸血症治療薬を再開する。

症例　70歳代女性　　スティーブンス・ジョンソン症候群

糖尿病のため通院中。定期検査の際に尿酸値を測定したところ，8.7 mg/dL と高値であった。早速ザイロリック® 2 T を開始。約1週間後，尋麻疹を訴えて来院。ザイロリック® の副作用と考え内服中止を指示し，アレロック® とリドメックスクリーム® を開始した。その日の夜，息苦しさを訴えて来院。アナフィラキシーによる喉頭浮腫を想定し，ソルコーテフ® の点滴を開始した。しかし改善傾向がみられなかったため病院へ紹介した。病院からの報告書によると，スティーブンス・ジョンソン症候群と診断され，約1週間後に退院できた。その後，この患者の姉（80歳代）も高尿酸血症と診断されたが，経過観察のみとした。

─────── MESSAGE ───────

高尿酸血症治療薬を自己判断で中止しないように説明すべし

36 電解質異常

Common knowledge

●電解質異常の基本

　各電解質異常の中で日常診療でしばしば遭遇するものは，高あるいは低ナトリウム血症，高あるいは低カリウム血症である。一方，塩素，カルシウム，リン，マグネシウム，亜鉛などは，ある病態に付随して異常値を示すことが多く，それらの異常を示す患者を開業医が診ることは少ない。細胞膜の脱分極が起きると，細胞内のナトリウムが細胞内へ流入し，逆に細胞内のカリウムは細胞外へ流出する。このままの状態では細胞膜の機能不全を起こすので細胞膜に存在する Na-K ポンプの働きで，ナトリウムは細胞外へ汲みだされ，カリウムは細胞内へ汲み入れられ，脱分極前の状態に戻る。この過程で最も重要な役割を果たすのが Na-K ポンプであり，このポンプが機能不全に陥ることを sick cell syndrome という。がん末期や老衰のため全身の細胞がエネルギー不足になると，低ナトリウム血症がしばしばみられるのはこのためである。正常機能を有する腎臓は，血中ナトリウム濃度の恒常性を保つように働く。すなわち水分を過剰に摂取して血中ナトリウム濃度が低下すると，塩分濃度の低い尿を排泄させ，血中ナトリウム濃度を正常化するように働く。逆に塩分を摂りすぎた場合，尿量を減らして血中ナトリウム濃度を低下させるように働く。

●よくみられる原因疾患

①低ナトリウム血症
　Sick cell syndrome
　脳下垂体前葉機能不全
　バゾプレシン分泌不適切症候群
　（SIADH）
　アジソン病

②高ナトリウム血症
　精神疾患などで飲水拒否

③低カリウム血症
　長く続く下痢
　カリウム喪失性利尿薬
　食事内容の偏り
　T3 サイロトキシコーシス

④高カリウム血症
　腎不全
　カリウム貯留性利尿薬
　糖尿病性ケトアシドーシス
　採血時溶血

Must do

●基本の検査

本人からの問診，本人が答えられない状況では家族からの問診が重要である。各電解質異常には必ず原因があるので，原因疾患を確定するための検査を進め，電解質補正が必要な状態か否かの鑑別を確実に行う。

●基本の治療

まずは原因疾患の治療を優先する。例えば長期大量の下痢による低カリウム血症では腸液喪失のための細胞内総カリウム量の減少がみられるので，カリウムの補給が必要である。一方，糖尿病ケトアシドーシスでは，水素イオンとの交換によって細胞内のカリウムが細胞外へ流出しているために一時的に高カリウム血症となっている。インスリンおよび補液治療によって細胞内水素イオンが減少すると，細胞内へカリウムイオンが流入し，むしろ急激に低カリウム血症へ転換する。したがってこのような高カリウム血症に対する直接的治療は必要ない。

Warning!!

●電解質補正は慎重に

Sick cell syndrome による低ナトリウム血症に対して塩化ナトリウムを補うべきではない。なぜなら細胞内のナトリウムはむしろ多いと考えるべきだからである。このような患者では塩化ナトリウムを補うとすぐ心不全や全身浮腫を招来する。低ナトリウム血症は原因ではなく結果である。

症例1　60歳代女性　　脱水による高ナトリウム血症

統合失調症のため治療中。数日間全く食事を拒否しているために家族が連れてきた。痛み刺激に対する反応はあるものの，呼びかけに対して反応せず，心を完全に閉ざしている状態であった。皮膚の脱水状態はきわめて高度であり，至急に行った血液電解質検査では血清ナトリウム値が161 mEq/L と，高度の高ナトリウム血症がみられた。脱水が原因と考え，補液を数日間実施したところ，血清ナトリウム値は正常化し本人との会話も可能となった。

症例2　70歳代男性　　汎下垂体前葉機能不全病

数週間前から倦怠感と活力の低下が顕著であるため来院。色白でやせ型であること以外に理学的な所見に異常なし。血液検査結果では血清ナトリウム値が123 mEq/L と著明な低ナトリウム血症がみられた。下垂体前葉機能検査を行ったところ，血中 ACTH および TSH が低値であったことから，汎下垂体前葉機能不全症と診断し，ハイドロコーチゾンの内服を開始し，引き続いて甲状腺ホルモンの補充を行った。約1週間後には倦怠感が改善し，発病前の状態に回復した。

36 ● 電解質異常

症例3　80歳代男性　　老衰の場合は率先して治療を行わないケースもある
　老衰のため歩行困難，食欲低下などが約2年前から進行し，ほぼ寝た切りの状態であった。両側下腿浮腫が著明で，血清ナトリウム値が124 mEq/L と低ナトリウム血症がみられた。うっ血性心不全による細胞外液量の増加および老衰に伴う全身細胞膜機能不全 (いわゆる Sick cell syndrome) が想定され，ナトリウムの補充はかえって下腿浮腫や心不全を助長するなど悪影響があると判断し経過観察した。患者はその約1ヵ月後に死亡した。

症例4　90歳代女性　　高齢者によくみられるカリウム不足
　約1ヵ月前から食事摂取量が少ないことと，ベッドから自力で起き上がり室内を歩く意欲がみられないことに家族が気づき来院。意識は以前と変わらず清明であり，特に老衰が進んでいるためとは見受けられなかった。全身状態を把握するために，貧血，血清アルブミン値，尿素窒素値，クレアチニン値，および血清電解質を測定したところ，血清カリウム値が 3.2 mEq/L と低値であった以外には何ら異常はみられなかった。カリウム摂取不足に伴う低カリウム血症と診断しアスパラカリウム® 錠の服用を開始した。約2ヵ月後には血清カリウム値は正常化し，前の状態に戻ることができた。

症例5　40歳代女性　　高度な下痢に続いて脱力
　1週間前から頻繁な下痢が続いていた。診察室へ入るなり問診する前に診察ベッドへ倒れこんだ。脱力の原因は下痢が続いていたための低カリウム性周期性四肢麻痺を想定し，電解質の測定結果を待つ前に維持液 (ソリタ® T3) の点滴静注を開始した。約 1,000 mL が入った時点で脱力の改善がみられた。その後に判明した血清カリウム値は 2.4 mEq/L と極めて低値であった。

症例6　70歳代男性　　高度の高カルシウム血症の原因は重大疾患
　高度の下肢痛を訴え来院。尿蛋白陽性，血清カルシウム値は 12 mg/dL と高度な高カルシウム血症を認めた。副甲状腺機能亢進症などを疑ったが，精査の結果，多発性骨髄腫による腎不全と診断した。その後，下肢痛の増強と血清カルシウム値のさらなる上昇のため，人工透析を目的に腎臓内科へ転院したが，透析導入前に死亡した。

MESSAGE

電解質異常の補正は病状と原因疾患を
正しく評価することから始めるべし！

---

37 骨粗鬆症

Common knowledge

●骨粗鬆症の基本

腰痛症は整形外科疾患と思い込みがちであるが，内科開業医に相談するケースがしばしばみられる。すぐ門前払いするのではなく，診療可能なケースもあるので，まずは自分の守備範囲の患者か否かを問診して判断すべきである。社会の高齢化が進むに従って腰痛症を訴える人は増加の一途を辿っている。70歳以上の日本人女性の40％に骨粗鬆症がみられ，骨粗鬆症は内科医が診るべき筋骨格系の代表的疾患である。高齢者が急性腰痛を訴える場合に最も頻度が高い原因は，骨粗鬆症に伴う胸椎あるいは腰椎椎体圧迫骨折である。高齢者，特に女性が大したきっかけなしに急性腰痛を訴えた場合は，本症を疑うべきである。

Must do

●基本の検査

最も強く痛みを訴える部位を確認し，胸椎あるいは腰椎側面のX線撮影を行い椎体の変形を確認する。病変部の椎体の形状から，魚椎・楔状椎・扁平椎と診断し，その程度をカルテに記載する。例えば魚椎の場合，中心部（c）と後部（p）を写真上で計測しc/pが0.8未満であれば，椎体骨折と診断する。骨粗鬆症のスクリーニング検査として超音波で踵骨の骨密度を測定するのが一般的であるが，この値はあくまで踵骨のデータであり，臨床的に重要な部位は椎体と大腿骨頸部の骨密度である。椎体あるいは大腿骨頸部の骨密度を正確に測定する機器は高額であり，診療所において実施することは不可能なため，上記の方法がきわめて実際的である。

破骨細胞の活性を知るための指標として，特にビスフォスフォネート製剤の治療効果をみるのに尿中NTXの測定は有用である。半年に1回程度は測定したい。

●基本の処方

骨粗鬆症の治療薬として，活性型ビタミンD_3製剤（ワンアルファ®など），ビタミンK製剤（グラケー®），カルシトニン製剤（エルシトニン®注），ビスフォスフォネート製剤（ボナロン®，アクトネル®など），選択的エストロゲン受容体モジュレーター（エビスタ®など）などを使用できる。当院では後期高齢者ではビスフォスフォネート製剤を使用する頻度が高く，閉経後の比較的若年女性にはエビスタ®を使用

37 ● 骨粗鬆症

することが多い。エルシトニン®には骨痛を軽減する作用もあり，圧迫骨折に伴う骨痛が続く患者では，可能であれば週1回注射を実施している。

Warning!!

●ビスフォスフォネート製剤使用時の注意

本剤は食道に留まると食道潰瘍を発生させる危険性があり，逆流性食道炎や食道アカラシアを合併している場合は使用しない方が無難である。下顎骨壊死の副作用もある。特にインプラントなど，歯科治療を受ける際には服薬を中止すべきである。

症例　70歳代男性　　念のためのX線検査で骨粗鬆症

糖尿病，アルコール性肝疾患および高脂血症のため通院中。明らかな誘因なく激しい腰痛を発症したため整形外科を受診したが，「ぎっくり腰」と診断され湿布のみで様子をみることになった。当院を受診した際，湿布薬を希望したため，念のため腰椎側面の単純X線撮影を行ったところ，L2の椎体の高度圧迫骨折がみられたため，骨粗鬆症と診断し治療を開始した。

── MESSAGE ──
内科医でも骨粗鬆症の治療は積極的に行うべし！

👍 転倒予防の知恵

腰痛が始まって1ヵ月以上経過すれば安静の必要はなく，腰痛体操を始める。特に背筋を鍛える運動を指導する。骨粗鬆症患者にとって，転倒骨折事故を防ぐことは極めて重要である。なぜなら特に大腿骨頸部骨折を起こし，その処置の遅れから寝たきり状態になる恐れがあるからである。摺り足は少しの段差で転倒事故を起こしやすいので，足を上げて歩く習慣を身につける必要がある。そのためには大腿筋の筋力強化が必要である。例えば両膝関節を少し曲げた状態で立位を保つ運動を勧めるとよい。また不意に転倒しそうに体が傾いたとき，そのまま倒れないように全身の筋力を使って協調運動が咄嗟にできることが重要である。そのためには太極拳を勧めたい。脳からの命令で運動神経を介して瞬時に筋肉を活動させるには，ビタミンDを補うことも有用である。転倒しそうになったとき，顔面・頭部・躯幹・腰・膝など重要な体の部分を守るため，瞬時に手を使えるようにする必要がある。両手がいつでも使えるようにリュックサックに物を入れて運ぶ習慣も勧めたいものである。

38 ▶ 疼痛性疾患

Common knowledge

●疼痛性疾患の基本

原因不明の疼痛に悩んでいる患者がしばしば診療所を訪れる。原因が確定される疼痛性疾患ならば，原因疾患に対する治療を優先すればよいが，現代西洋医学的手法によって原因を究明できず，あるいは有効な治療法がなければ，症状をやわらげるため東洋医学的治療を優先することが患者の利益になることがある。

①舌痛症
②上腕痛
③下肢痛
④三叉神経痛
⑤下腹部生理痛
⑥線維筋痛症

●よくみられる疼痛性疾患

いずれも医師にとって頭の痛い疼痛性疾患である。原因がわかっていても疼痛除去ができない場合や原因が全く不明の痛みの場合，治療法を見つけるのにきわめて苦慮する。西洋医学のみで治そうと試みても，鎮痛薬や湿布以外に治療法が思い浮かばずお手上げ状態に陥る。東洋医学では，誘因を考慮し患者の状態をある程度把握すれば，いくつかの漢方薬が候補に挙がる。まずその1つを開始し，副作用が出現したり効果が乏しいときは漢方薬を変更する。

Must do

●基本的診察

痛みに苦しんでいる患者に遭遇した時，問診として重要な事項を下記に示す。

①部位（固定 or 移動）
②程度（一定 or 変動 or 悪化）
③誘因（冷やす or 温める）

●基本の処方：著効，ある程度有効であった漢方薬

舌痛症（麦門冬湯㉙・加味逍遙散㉔）
上腕痛（麻黄附子細辛湯⑫⑦）
リウマチ筋痛症（桂枝加朮附湯⑱）
三叉神経痛（桂枝加朮附湯⑱）
生理痛（桂枝茯苓丸㉕）
下肢痛（牛車腎気丸⑩⑤）

134

38 ● 疼痛性疾患

> **Warning!!**

●その患者のその時の状態（証）に合う漢方薬を選ぶ

　体が冷えている時は温める漢方薬，瘀血症（巻末附録①参照）があれば駆瘀血剤，胸脇苦満があれば柴胡剤，血虚があれば補血剤，気滞があれば理気剤など，その時の患者の状態を確認して漢方薬を選択する。患者が飲みづらいとか，飲むと具合が悪くなるなどと訴える場合は医師側の選択ミスと考え，躊躇することなく他の漢方薬に変更する。

症例1　70歳代女性　　シェーグレン症候群に伴う舌痛症

　関節リウマチの診断で整形外科に通院していた。ある時，舌痛を訴え来院。口腔内乾燥も訴えるためシェーグレン症候群を念頭に血液検査を行ったところ，抗核抗体陽性，抗SSA抗体陽性であった。また下半身の冷えも強く訴え，精神状態も不安定だったため，加味逍遥散㉔2包を2週間処方した。その効果はほとんどみられず，次いで麦門冬湯㉙2包を処方すると痛みの改善傾向がみられ，3ヵ月間継続し廃薬した。口腔内の乾燥に対して人工唾液がしばしば処方されるが，当院ではキッセイ薬品のウエットケアを薦めている。口腔内にスプレーすると潤いを保つことができる。

症例2　70歳代女性　　冷えると悪化する上腕痛

　脂質代謝異常のため当院に通院中の夏季のある時，左肩関節から手関節までの痛みが夜間，特に就寝中に悪化する，入浴中は痛みが軽くなる，冷房の効いている部屋で悪化するなどの症候あり。麻黄附子細辛湯⑰が効く状態と考え，就寝前に1包を服用したところ，2週間後には痛みは極期の2分の1程度に改善。その後も徐々に改善したため，本人の希望もあり同量を約2年間継続した。

症例3　30歳代女性　　上肢の痛みの原因が胸部出口症候群

　数週間前から左上腕から前腕にかけて痛みがあるという。左右の上腕で血圧を測定しても左右差なし。桂枝加朮附湯⑱を1週間ほど処方したが全く効果なし。静脈系疾患を疑い近隣病院の血管外科に紹介したところ，造影CTなどによる精査の結果，胸郭出口症候群と診断された。

症例4　80歳代女性　　リウマチ筋痛症の患者に桂枝加朮附湯⑱がベストマッチ

　リウマチ筋痛症のため大学病院に入院しエンブレル® 50 mgの注射を週1回行い，またプレドニン®の内服を行ったが，左大腿部の痛みが改善しないまま退院し，当院が往診で注射治療を行うことになった。約1.5ヵ月は，指示のまま注射を継続したが，痛みのため寝たきりの状態となった。桂枝加朮附湯⑱2包を始めたところ，約1ヵ月後には極期の3分の2程度に改善し，時にベッドを離れることができるようになった。さらに2ヵ月後には痛みがほとんど消失し，プレドニン®服用が中止となっても痛みの再燃はなく，その後，桂枝加朮附湯⑱を継続しながら5年が経過したが，痛みの再発はなく，デイサービスにも通っている。

症例5　80歳代男性　　三叉神経痛に桂枝加朮附湯⑱

　約10年前から三叉神経痛のためテグレトール® を継続していた。当院初診時，特に冷たい風が頬に当たると痛み発作を繰り返すため，テグレトール® を継続しながら，疼痛時ロキソニン® 1Tを処方した。約6ヵ月経過した時，桂枝加朮附湯⑱2包を追加投与したところ，1ヵ月後には痛みがほとんど消失した。テグレトール® を中止し，本薬1包のみを服用しているが痛みの再燃はなく，その後本薬を5年間継続した。

症例6　30歳代女性　　生理痛に桂枝茯苓丸㉕

　数年前から，生理痛がひどく婦人科に通院し月経困難症としてホルモン治療を行っていたが改善傾向がみられないため，漢方治療を希望し当院を受診。腹診にて桂枝茯苓丸㉕の証と診断し，月経前数日間は1包を服用し，生理中は3包に増量し，生理が終了すると同時に服薬を中止とした。1ヵ月後に再度来院時，生理痛はほとんどなく快適に過ごせたという。その後何度か同じ治療法を繰り返し，症状の再燃はなかった。

症例7　80歳代男性　　八味地黄丸⑦が合わない患者に牛車腎気丸⑩が奏功した

　結腸憩室で通院中。ある時から両下肢の痛みが始まった。下肢血流障害なし。坐骨神経痛の圧痛点陰性。ノイロトロピン®，メチコバール® を服用したが全く無効。八味地黄丸⑦が合うと考え服薬を開始したが胃部不快感のため中断。次いで牛車腎気丸⑩2包に変更したところ，少なくとも左足の痛みは軽減したので，その後1年間継続した。

MESSAGE

患者の苦しみへの共感が治療の第一歩と心得よ！

👍 **線維筋痛症**

本症は原因不明の疼痛性疾患として注目されている。中高年の女性に多く，痛みの部位が日によって移動する。血液学検査や画像診断で何ら異常が認められないため，診断に至らないケースが多く，患者はドクターショッピングする傾向がある。アメリカリウマチ学会では18の圧痛点のうち11以上の圧痛点が認められれば，本症と診断してよいとしている。西洋医学的には三環系抗うつ薬を推奨しているが，効果が確かとはいえない。東洋医学的には，いくつかの報告例がみられ，たとえば，柴胡桂枝湯⑩，香蘇散⑦，抑肝散㊴，当帰芍薬散㉓などの単独あるいは組み合わせが効果的だったとのことであり，試みてよい治療法と思われる。

39 慢性疲労

Common knowledge

●慢性疲労の基本

　長期にわたって疲労感が抜けず苦慮している患者によく遭遇する。まず器質的疾患の有無を検討することを優先し，特定の疾患の存在が否定されれば，慢性疲労症候群を疑い対応する。慢性疲労を主訴とする疾患はきわめて多岐にわたる。

●よくみられる原因疾患

①慢性炎症性疾患	⑥肝疾患
②悪性疾患	⑦腎疾患
③肺疾患	⑧内分泌疾患
④心疾患	⑨自己免疫疾患
⑤血液疾患	⑩うつ病などの精神疾患

Must do

●基本の対応

　問診がきわめて重要である。原因となりうる疾患を念頭に置き，順次可能性が低い疾患を除外する。理学的所見，基本的な検査で大まかにふるいにかけながら確定診断に近づくよう診断を進める。頸部ではリンパ節腫大，甲状腺腫大，外頸静脈の怒脹，胸部では呼吸音および心音，腹部触診では圧痛，腹水の有無，腫瘤の有無などをチェックする。血液一般検査・尿検査・生化学検査・胸部単純 X 線検査をスクリーニング的に行うことによって，かなり疾患を絞ることができる。呼吸器疾患が疑われる場合は，胸部CT 検査や動脈血酸素飽和度測定，心疾患が疑われる場合は，心電図，悪性疾患が疑われる場合は，確定診断のための内視鏡検査や超音波検査などの画像診断を進める。血液疾患では，確定診断のために骨髄穿刺検査やリンパ節生検などが必要となるため病院血液内科へ紹介する。肝疾患・腎疾患・内分泌疾患・自己免疫疾患が疑われる場合はそれぞれ詳しい血液検査や画像検査などを行う。

　一方，器質的疾患が否定された場合は，うつ病・神経症などの精神疾患の存在を

考慮する。東邦大式 SRQ-D 検査は外来で行える簡便なうつ病スクリーニング検査である。うつ病の可能性ありと判断した場合は心療内科・精神科へ紹介する。神経症を疑う場合，抗不安薬や睡眠薬など対症療法を始める前に，東洋医学的アプローチを行ってもよい。

　最後に残るのが**慢性疲労症候群**である。診断基準に則って診断を確定する。確診に至る症例は少なく，ほとんどが疑診群である。確定診断に至らないから治療を始めないということでは，患者が救われない。当院では以前から**補中益気湯㊶とビタミンC**を処方している。2週間後には徐々に効果が現れる。西洋薬のみでは効果はみられないことが多い。仕事上のストレスが多ければ産業医とも連携し，仕事量を減らすように職場に働きかける必要がある。

Warning!!

●倦怠感が続く期間の問題

　慢性疲労症候群の診断基準では6ヵ月以上続く全身倦怠感とされているが，倦怠感が数週間続いた時点で患者は医療機関を受診する。その時点で肺結核や悪性腫瘍など重大な器質性疾患を確実に除外できたなら，慢性疲労症候群を疑い何らかの治療手段をとるべきである。

症例　40歳代男性　　慢性疲労に補中益気湯㊶

　高血圧のため通院中であったが，異様な倦怠感が2週間くらい続くと訴えた。胸部単純X線撮影，心電図，血液検査などを行ったが，特に異常所見はみられなかった。慢性疲労症候群疑診群の可能性を念頭に置いて補中益気湯㊶2包およびシナール®3gを処方した。2週間後の来院時に多少倦怠感が和らいだとのことであったので有効と判断し，同薬を本人の希望を聞きながら6ヵ月間継続し，終了した。

MESSAGE

原因不明の慢性疲労はドクターショッピングに注意すべし！

補中益気湯㊶

守る薬（補剤）の代表的方剤である。東洋医学的には胃脾機能，すなわち消化機能を高める。全身的に抵抗力・免疫力が低下した場合に用いると有効である。急性肺炎，がん化学療法中の食欲不振，慢性疲労，二日酔いなど強い倦怠感を訴える患者に西洋医学的治療と並行して用いるとよい。

40 花粉症

Common knowledge

●花粉症の基本

近年花粉症患者数の増加が著しい。昭和30年代頃までは水洗トイレが普及していないため，人糞が野菜栽培の肥料として用いられ，回虫症など寄生虫疾患に罹患している人が多く，この時代には花粉症はあまり問題にならなかった。花粉症は英米では農夫肺（farmer's lung）と呼ばれ，原因は必ずしもスギなどの花粉のみではなく，ハウスダストやダニなどもアレルゲンとなる。近年日本では黄砂やPM2.5など大陸から飛来する微粒子も原因物質として注目されている。

Must do

●基本の検査

水様鼻汁，くしゃみ，鼻閉塞が花粉症の三主徴であるが，その他に眼のかゆみを訴える場合も多々みられる。このような症状を訴える患者が来院した場合，例年症状がいつ頃から現れ，いつ頃終るかを尋ねる。2～5月頃であればスギ花粉症，3～6月頃ならばヒノキ花粉症を，10，11月であればブタクサ花粉症を想定する。他の医療機関で既に検査を受け，本人がアレルゲンを承知していれば，改めて検査する必要はない。アレルゲンが不明な場合，年余にわたる今後の治療方針を決定するためにアレルゲン検査を行う。症状発現の季節がはっきりしない場合は，ハウスダストやダニなどの検査とIgE抗体検査を追加する。

●基本の処方

症状が発現する前に予防的に治療を始める場合，抗アレルギー薬の服用を花粉の飛散開始2週間～10日前に開始する。薬剤の血中濃度が一定レベルに達しないと予防効果が現れないので注意する。軽度～中等度の症状が始まってから来院した場合，抗アレルギー薬を開始すると同時に，より即効性のある小青竜湯⑲の服用を開始する。小青竜湯⑲を1週間～10日間服用して症状を改善しているうちに，抗アレルギー薬が有効性を発揮する。必要に応じて点鼻薬や点眼薬を処方する。眼のかゆみのみではなく，特に朝方眼脂のために開眼が困難である場合は，細菌性結膜炎を合併している可能性があり，抗菌薬入り点眼薬を優先して用いることが重要である。日常生活に困難を感じるほどに重症の場合は一刻も早く症状を改善させる必要

があり，セレスタミン® を即時使用するように処方する。ただしセレタミン® は眠くなる副作用が強いため夕食後に 1 T 服用させる。セレスタミン® 服用後は車を運転しないように注意を喚起する。また長期連用すると副腎不全を惹起する可能性があり，3〜5 日分に留めるべきである。

Warning!!

●細菌性の鼻炎・副鼻腔炎を忘れるな

アレルギー性鼻炎ならば，抗アレルギー薬を開始して2〜3週間で症状が改善するはずである。それ以上症状が遷延する場合は細菌性の鼻炎・副鼻腔炎の可能性がある。

症例　20歳代男性　　例年通りの治療で花粉症がよくならない
数年前から毎年3〜4月にかけて花粉症の診断でアレグラ® を服用していたが，約1ヵ月経過しても鼻汁がおさまらないと訴え来院。問診すると粘調痰と咳嗽もあるとのことであったため，副鼻腔 X 線撮影を行ったところ，左上顎洞の X 線透過性が低下し上顎洞炎があることを確認し，アレグラ® はそのまま内服を続けさせ，同時に辛夷清肺湯⑭とクラリスロマイシンンを1週間分処方したところ，鼻汁，粘調痰および咳嗽は軽快した。この患者の場合，本人の言う通り漠然と花粉症として治療を繰り返したことに反省しなければならない。想定通りの治療効果が得られない場合は，もう一度診断を見直すことが必要であることを痛感した。

MESSAGE

一度カルテに診断名を記載すると，病名の見直しを怠ってしまいがち。
先入観は禁物。現在の症状から正しい治療方針を立てるべし。

41 もの忘れ

Common knowledge

●もの忘れの基本

誰でも多かれ少なかれ，加齢とともに忘れっぽくなる。顔は覚えていても名前を思い出せないことを誰もが経験する。自分が忘れっぽくなったことを自覚しながら財布を探しているうちは，単なる加齢に伴うもの忘れと考えてよいが，人に盗まれるような状況でもないにもかかわらず，盗まれたと思い込む場合は認知症の可能性がある。認知症の人はいつも自分の傍らにいる家族に対しては，自分を取り繕おうとしないので，認知症症状が顕著に現れるが，医師や見知らぬ人の前では自分を取り繕う言動がみられるので，初対面の医師にとっては認知症を疑うことが困難なことが多い。したがって患者の家族の訴えを謙虚に聴くことも重要となる。

●よくみられる認知症の原因疾患

①神経変性疾患
・アルツハイマー型認知症
・レビー小体型認知症

②脳血管性認知症

③治癒可能な認知症
・甲状腺機能低下症
・慢性硬膜下血腫
・正常圧水頭症
・ビタミン B_1 欠乏症
・肝性脳症
・低血糖症
・アルコール脳症

認知症専門医以外の医師にとって最も重要なことは，治る認知症を見逃さないことである。慢性硬膜下血腫，甲状腺機能低下症，正常圧水頭症などは，原因疾患に対する適切な治療を行えば認知症様の症状を完治させることができる。

Must do

●認知症の検査

認知症の診断には改訂長谷川式簡易知能評価スケールがよく用いられる。スコアが21点未満であれば認知症を強く疑う。スコアが22点以上でも臨床症状から認知症が強く疑われる場合は，専門医へ紹介する。患者本人が認知症を心配している場

合，頭部 CT や頭部 MRI を行い，脳溝の拡大や脳室の拡大など脳萎縮の有無を確認する。慢性硬膜下血腫，甲状腺機能低下症，正常圧水頭症などの治る認知症を見逃してはいけない。

●認知症の治療

アリセプト® あるいはリバスタッチ® パッチを処方する。これらの薬剤は認知症を治すものではなく，進行を遅らせるだけのものであることを家族，本人に説明する。アリセプト® を服用していて消化器系の副作用のため服薬を続行することが困難になった場合は，リバスタッチ® パッチに変更するとよい。

Warning!!

●自尊心を大切にした対応を

認知症の人に接するとき，強い口調で本人に注意したり非難したりしてはいけない。本人のプライドを大切にして，その人の長い人生に敬意を抱きながら言葉を選んで丁寧に接しなければならない。

症例1　80歳代男性　　慢性硬膜下血腫は「治る認知症」

自宅で転倒し頭部を強く打ったが，一時的に頭痛はあったものの意識障害はなく，本人・家族とも転倒事故を忘れてそのまま時間が経過した。3ヵ月くらい経過して徐々に歩行困難になり，また日中も横になって寝ていることが多くなった。家族は加齢に伴う衰えが徐々に進んでいると考えていた。また食事摂取量も減ってきた。事故から約半年後に食事の際，箸をしばしば落としてしまうことに気がつき，病院を受診し頭部 CT 検査を受けさせたいと要望した。検査の結果，慢性硬膜下血腫と診断され，早速脳神経外科へ紹介され血腫除去術を受けたところ，事故前の体調まで回復することができた。

- -

症例2　80歳代女性　　認知症様症状の原因は甲状腺機能低下症

高血圧症のため病院に通院していたが，徐々に気力がなくなり1日中家の中に閉じこもってボーっとしていることが多くなった。家族が認知症を心配して当院を受診した。まず血圧を測定する際に徐脈であることに気づいたので，胸部 X 線撮影と心電図検査を行ったところ，それぞれ心陰影の拡大および全誘導で低電位が判明した。粘液水腫を疑い FT3，FT4 および TSH を測定したところ甲状腺機能低下が明らかとなった。早速チラーヂン®S を開始し2週間後には認知症を疑わせる症状は軽快した。なお原因は萎縮性甲状腺炎であった。

─── MESSAGE ───
治る認知症を見逃すべからず！

42 ▸ 不定愁訴

Common knowledge

●不定愁訴の基本

　原疾患を１つに絞れないような多種多様な訴えのある患者が開業医のもとを訪れる。頭から足の先まで，症状は実に多彩である。頭痛，肩こり，めまい，耳鳴り，手足の冷え，のぼせ，動悸，不安感，イライラ，焦り，不眠，発汗，易疲労感，気分不快，のどの異物感，抑うつ気分など。これらの症状が日によって変化する。

●よくみられる原因疾患

> ①更年期障害　　　　　④慢性疲労症候群
>
> ②自己免疫疾患　　　　⑤うつ病・神経症・心身症
>
> ③内分泌系疾患

Must do

●診察の基本

　患者の話全体の流れをおおよそ把握できれば，現時点の問題点と過去の事象を取捨選択しながら，時々質問をさしはさみ，要領よく要点をまとめることができる。問診が終了した時点で更年期障害による精神的あるいは身体的不調による不定愁訴なのか，器質的病変があっての多彩な症状なのか目当をつけることができる。不定愁訴を訴える場合に念頭に置くべき疾患としては，更年期障害，膠原病を含む種々自己免疫疾患，症状が複雑な内分泌系疾患，慢性疲労症候群，うつ病・神経症・心身症など精神科領域の疾患などである。初診時の決め打ちは差し控えたい。

●器質的疾患の有無の確認

　何らかの器質的疾患を想定し，血液像を含む血液一般検査，尿検査，生化学検査，胸腹部単純Ｘ線検査，心電図などを行い，当初から否定して支障のない疾患の可能性を捨て，徐々に的を絞り込むことである。

●治療法の選択

　器質的疾患の可能性が否定されたら，更年期障害・慢性疲労症候群・精神科領域疾患を想定し，まず多彩な症状を解決してくれそうな薬剤を１～２週間程度処方する。

不定愁訴の頻用漢方薬

焦り，不安，寝つきが悪い，イライラ	柴胡加竜骨牡蛎湯⑫
気分がふさぐ，のどに異物感，些細なことが気になる	半夏厚朴湯⑯
手足の冷え，疲れやすい，肩こり，めまい	当帰芍薬散㉓
不安感，発汗，のぼせ，イライラ	加味逍遙散㉔
倦怠感，食欲低下，発汗	補中益気湯㊶
抑うつ気分，食欲低下	香蘇散⑦

このような場合に漢方薬が適応となることが多い。

　各症状に合いそうな漢方薬を選択する。再診時に血液検査結果などを説明しながら，薬を飲めたか否か，多少の症状の改善があったかどうかを尋ね，否定的な返事であれば他の漢方薬への変更を躊躇しない。多少でも肯定的な返事であれば，その漢方薬をさらに2~3週間継続する。

Warning!!

●不定愁訴の陰に重大疾患が存在するかも

　総コレステロール高値が発見の端緒となった甲状腺萎縮による甲状腺機能低下症，CRPのみが高値であったリウマチ性多発筋痛，痛みが移動し発疹が発現しなかった帯状疱疹後神経痛，LDHのみが高値であった悪性リンパ腫や肝臓癌の骨髄転移など，思いがけずに発見した疾患もあるので注意したい。

> 症例　70歳代女性　　隠れた器質性疾患を探りあてる
>
> 　慢性関節リウマチのために整形外科に通院し長期間治療を続け，一方，約1年前から慢性膵炎のため当院にも通院しフオイパン®の服用。数週間前からめまい・脱力感・全身倦怠感・食欲低下などを訴えた。血圧は110/62とやや低めで，本人に服薬状況を尋ねると，プレドニゾロン®5mgを継続するように指示されていたが，自分の判断で半錠に減らしているとのこと。薬剤による続発性副腎機能不全による多彩な症状と判断し，ソルコーテフ®100mgを点滴投与したところ，体調の改善が顕著にみられた。不定愁訴の患者をみたとき，何か器質性疾患が潜んでいないかを十分検討する必要がある。

MESSAGE

器質病変を見逃さない。

器質病変がないことが確認できたら漢方薬を検討すべし！

43 不眠症

Common knowledge

●不眠症の基本

　不眠症とは寝床に入って眠ろうとしても眠ることができない（入眠障害），あるいは夜中にいったん目が覚めると再び眠ることができない（早期覚醒）のため，日常生活にも支障をきたす場合を不眠症あるいは睡眠障害という。不眠症を主訴として内科を標榜する医療機関に治療を求めて来院することは少なく，むしろ他の疾患の治療が主であるが，ついでに睡眠薬を希望するので止むを得ず処方している場合が多いのではないだろうか。

●よくみられる不眠症の原因

①睡眠時無呼吸症候群

②長い昼寝

③夜飲用したカフェイン

④アルコールによる覚醒

⑤心理的要因（怒り・焦りなど）

⑥肉体的苦痛

　睡眠薬を安易に処方すべきではない。なぜなら睡眠薬が原因で転倒事故や思わぬ合併症が起きる可能性があるからである。特に高齢者の場合，夜間頻尿のため深夜に寝床からトイレまでの歩行中に転倒事故が多く発生する。その原因の1つとして睡眠薬が影響していることがある。一方，個々の患者にとって初めての睡眠薬を投与する場合，悪性症候群を誘発することがあるので是非注意しなければならない。なぜなら睡眠薬をはじめ抗不安薬，向精神薬には共通して，神経シナプスをオフにする作用があり，この作用によって悪性症候群が誘発されることがあるからである。同様のことは抗パーキンソン病薬を中断した時にも起こりうる。いずれも患者・家族に対して十分な注意を喚起すべきである。

Must do

●基本の診察

　まず日常生活リズムを詳しく問診する。例えば「夜間から深夜に働いており，就寝時間が明け方なのか」「仕事上などで精神的ストレスはないか」「昼寝が長過ぎないか」「就寝時刻が早すぎないか」「体が冷えて寝つけないのか」「カフェインの入っ

JCOPY 88002-873

145

た飲料を夜になってから飲んでいないか」などの要因を明らかにすることによって，まず原因の除去を図ることを提案する。不眠症の原因として精神的ストレス，うつは精神科医へ，パーキンソン病や認知症などの初発症状が考えられる場合は神経内科の専門医に紹介した方がよい。睡眠時無呼吸症候群の可能性があれば，呼吸器内科へ紹介する。

●基本の処方

薬剤を選択する上で，「寝つきが悪いのか」「夜中に目が覚めると眠れなくなるのか」のいずれかを確認する。すなわち入眠障害か，早期覚醒か，あるいはその混合型かを確認する。入眠障害の場合は短期作用型あるいは中期作用型を，早期覚醒の場合は中期作用型あるいは長期作用型をそれぞれ選択する。ちなみに短期作用型としてハルシオン®，マイスリー®，アモバン®など，中期作用型としてレンドルミン®やサイレース®など，長期作用型としてユーロジン®などがよく用いられる。

●快適に眠るための工夫

当院では「快適に眠るための工夫」として下記の事項をプリントして手渡し，生活上の注意を喚起するようにしている。

快適に眠るための工夫

①休日も含め，毎朝決まった時刻に起床する

②日中の15分程度の仮眠（長すぎる昼寝は禁物）

③夕食後以降はカフェインの多いコーヒーや緑茶を飲まない

④夕食時の適度のアルコールはリラックスするのに役立つが，寝酒はしない

（夕食後以降はタバコを吸わない）

⑤睡眠薬の使用は必要な時のみ（服用は午後10時30分以降にする）

⑥体が冷えると寝つきが悪くなるので，就寝前の入浴，温かいミルクやハーブティで体を温める

⑦寝室環境を整える

　a たまにはベッドあるいは蒲団の向きを変える

　b 真っ暗で，全く物音が聞こえないと目が覚めやすい

　c 寝具は軟らか過ぎず，硬過ぎず

　d カーテンを取り換えてみるなど，寝室の模様替えを行う

　e 目覚まし時計の文字盤は枕元からみえないようにする

⑧眠る努力からの開放〜眠ろう眠ろうとしない〜

　a 入眠前に読書や音楽を聴く。仕事とは無関係の本がよい。推理小説など眠ることを忘れるほど集中し過ぎるものはよくない。数ページで1つのテーマが終了するようなものがよい

　b 眠れない時は一度床から離れる

　c 夜中に目が覚めても，時計をみて時刻を確認しない

---

43 ● 不眠症

Warning!!

①睡眠薬や抗不安薬には依存性がつきもの

長期間睡眠薬に頼っている患者は，睡眠薬を服用しないと眠れないのではないかという不安に襲われるため，睡眠薬を続けざるを得ない状態に陥っている可能性が高い。導入は簡単だが離脱は困難である。

②睡眠薬による事故の危険性を認識する

睡眠薬を常用している高齢者では転倒事故のリスクが高い。睡眠薬を処方する場合，事故の危険性について十分な説明を行う。事故の責任を睡眠薬を処方した医師に求めるケースもある。

症例1　70歳代男性　　焦りから寝付けない場合，漢方薬が有効

高血圧症・糖尿病・前立腺肥大症のため当院通院中。深夜に排尿のためいったん起きると寝つけず，眠らなくてはいけないと焦り，また明け方になると上半身に著しい発汗があり起きてしまう。さらに早朝血圧を自己測定すると高いと訴える。就寝前にアモバン®を定期的に服用しても効果なし。ユーロジン®に切り替えても効果なし。焦り感を解消する目的で，夕食後に柴胡加竜骨牡蛎湯⑫1包を服用するように変更したところ，徐々に良好な睡眠が得られるようになり，また早朝の異常発汗もなく経過は順調である。

症例2　70歳代女性　　高齢者の睡眠薬処方時には転倒事故のリスクを最大限考慮する

高血圧症と坐骨神経痛のため当院に通院していたが，脳梗塞を発症し左半身不全麻痺となり，約2ヵ月間は近隣病院の神経内科に通院していた。退院時処方としてマイスリー®が処方されていて，引き続き当院へ再度通院することになった。その約1ヵ月後に自宅階段で転倒したが大事には至らなかった。しかし事故直後に家族から，「転倒事故を起こす可能性が高いのに，睡眠薬を処方するとは何ぞや」とクレームの電話があった。処方した医師の責任としては，いくら睡眠薬を本人が希望したとはいえ，処方する際に転倒事故防止に関する啓蒙をすべきだったかと考えている。

━━━ MESSAGE ━━━

睡眠薬を安易に処方しない。
高齢者への処方時は転倒事故などのリスクについて
本人・家族へ十分な説明をすべし。

44 月経困難症・生理不順

Common knowledge

●月経困難症・生理不順の基本

　月経困難症あるいは生理不順を最初から内科医に相談することはない。婦人科で治療しても治療効果がなく、またホルモン補充療法（HRT）に対する不安を抱いてかかりつけ内科医に相談することがある。「それは婦人科に相談すべきです」と突き放すよりも、「せっかく相談に来たのだから、考えてみましょう」と、考えられる鑑別診断や治療法の選択を行ってもよい。HRTは乳がんのリスクを高める欠点があり、本症は漢方内科医でも治療できる疾患と考える。月経困難症では生理前あるいは生理中に日常生活に支障を来すような下腹部痛や頭痛が現れる。子宮内膜症などが原因である。

Must do

●基本の診察と処方

　切診（実際に身体に触れて行う東洋医学的診断手法の1つ）において下腹部の圧痛点を確認する。本症を訴える患者の多くは、両側臍傍部・S状結腸部・回盲部付近のいずれかに圧痛を訴える。これが瘀血症所見であり、駆瘀血剤の適応と判断する。皮下脂肪が発達し下腹部が膨隆気味の場合は桂枝茯苓丸㉕の適応であり、一方、皮下脂肪が乏しく下腹部正中が両側前腸骨曲より陥凹している場合は、当帰芍薬散㉓の適応である。いずれも生理前の数日間は毎日1包、生理期間中は毎日2～3包服用し、生理が終了したら直ちに服用を中止する。

月経困難症の漢方薬選択

	当帰芍薬散㉓	桂枝茯苓丸㉕
体力	低下	充実
下腹部皮下脂肪	乏しい	多い
圧痛点	臍傍右下部	臍傍左下部

44 ● 月経困難症・生理不順

症例1　20歳代女性　　排卵障害のため婦人科でホルモン治療

数年前から月経困難症あり。4年前および1年前に当院にて桂枝茯苓丸㉕を短期間服用した。数ヵ月前から排卵障害のため婦人科にてホルモン治療を受けているが，一向に生理がないとのこと。漢方治療を希望して来院。切診にて桂枝茯苓丸㉕の適応と判断し，2包を3週間分処方したが効果なし。再度切診にて当帰芍薬散㉓の適応もありと考え，2包を3週間分処方した。服用を開始して約3週間後に生理があったとのことであった。

症例2　40歳代女性　　乳腺から出血

経産婦。高血圧症のため通院中。左乳腺からの出血を繰り返すため，乳腺外科を受診。乳腺症あるいは乳癌を疑われ検査が進められた。当院受診時，そのことを相談。問診すると生理と一致して乳腺から出血するという。乳腺の子宮内膜症を疑い，桂枝茯苓丸㉕2包を生理に合わせて服用させたところ，症状は軽快した。

MESSAGE

月経困難症には漢方薬を活用すべし！

コラム　西洋医学における腹部触診と東洋医学における切診の違い

- -

　腹部触診は主に腹痛患者に対して主病変の存在部位を推定し，診断名を決定するために行われる。患者の腹筋の緊張を取るため両膝を立てさせ医師は患者の右側に位置し，右2〜4指の掌側で想定される病変部から遠い部位から順次圧迫し，圧痛と腹筋の抵抗が強い部位を決定する。これは腹部疾患の診療に最も重要な手段である。

　切診は証を決定するために行われる。患者は仰臥位で両膝を伸ばす。例えば胸脇苦満（巻末付録①を参照）があるか，瘀血症があるかなどを確認するために，決められた圧痛点を片手あるいは両手指先で圧迫する。それを参考に患者に投与すべき漢方薬を決定する。西洋薬を投与しても治療効果が得られない場合，切診を行い証が合う漢方薬を投与すると，驚くべき優れた治療効果が得られることがある。

45 慢性湿疹・アトピー皮膚炎・尋常性乾癬

Common knowledge

これらの疾患のため皮膚科に長期間通院し，軟膏・クリームなどの外用薬あるいは抗アレルギー薬・抗ヒスタミン薬・ステロイドなどを内服しても，なかなか改善しないため，内科を受診することがある。このような例では西洋医学的治療は限界かもしれない。そこで東洋医学的アプローチが必要となる。

Must do

●診察の基本

「偏食」「高脂肪食」「サプリメント」「ストレス」「汗かき」「肥満傾向」「便通」などを問診する。次に皮膚病変は「湿潤または乾燥」「熱感」「瘙痒感」などを観察してから漢方薬の組合せ，あるいは漢方薬と西洋薬の組合せ，必要なら外用薬の追加などを考慮する。

症例1　50歳代男性　　汗かきの慢性蕁麻疹に補中益気湯㊶と消風散㉒

　数年前から慢性蕁麻疹として皮膚科に通院していたが改善せず。詳しく体質について問診すると汗かきであるとのこと。皮膚病変は湿潤しかゆみが強いことから，補中益気湯㊶と消風散㉒を処方したところ，症状の改善が顕著にみられ約半年間服薬を続けた。

症例2　40歳代女性　　効果が現れなければ次の漢方薬を試してみるのも大事

　約半年前から顔面に蝶形紅斑が出現し，皮膚科に通院しても改善しないとのことで来院。瘀血症・肥満・脂質代謝異常あり。また上半身のほてり感もあり，当初は柴胡桂枝湯⑩と温清飲㊘を始めたが効果なく，柴胡桂枝湯⑩を大柴胡湯⑧に変更したが依然効果なし。肥満対策が重要と考え大柴胡湯⑧をさらに防風通聖散㊻に変更したところ，効果が現れ始め，3ヵ月間服用を続けたところ，体重も約15kg減少し皮膚病変も完治した。

150　　88002-873 **JCOPY**

45 ● 慢性湿疹・アトピー皮膚炎・尋常性乾癬

皮膚疾患に困ったときの対応と漢方薬

偏食	偏食を是正
高脂肪食	高脂肪食を控える
サプリメント	サプリメントを中止する
ストレス	半夏厚朴湯⑯ 香蘇散⑦ 柴胡加竜骨牡蛎湯⑫
肥満	防已黄耆湯⑳ 防風通聖散㉒
便秘症	大黄甘草湯㊸ 大柴胡湯⑧
多汗症	加味逍遙散㉔ 補中益気湯㊶
湿潤	消風散㉒
乾燥	温清飲㊲
熱感	黄連解毒湯⑮
かゆみ	黄連解毒湯⑮ 消風散㉒

── MESSAGE ──

長期治療を行っても効果のないときは漢方薬を用いるべし！

46 ▷ 排尿障害

Common knowledge

　泌尿器科疾患とはいえ，排尿に関連する種々の症状を訴えで内科を受診する患者は多い。

●よくみられる原因疾患

①尿路感染症（膀胱炎，急性腎盂炎）
②神経因性膀胱・過活動膀胱
③前立腺肥大・前立腺癌
④膀胱腫瘍

Must do

●基本の検査

　頻尿・排尿痛・残尿感・腰痛・熱発などの有無を問診する。高齢男性では夜間頻尿・尿放出力の低下・尿線が細いかなども聞く。腹部を触診する。下腹部の圧痛の有無をチェックする。そのまま左側臥位に体位変換し腎部を左右同じ強さで殴打する。腎盂炎あるいは腎盂腎炎にまで進んでいると病側腎に殴打痛を認める。尿検査を行い，肉眼的に尿混濁があるかをチェックし，蛋白尿の有無と潜血の有無に着目する。膀胱刺激症状があり，尿蛋白陽性であれば尿路感染症を疑い，沈渣と細菌培養を追加検査に提出する。下腹部が膨隆し圧痛を伴えば，腹部単純X線検査を行う。直腸内の宿便を確認できる。

●基本の処方

　尿路感染症と診断した場合，ニューキノロン系抗菌薬あるいはセフェム系抗菌薬を5日間程度投与する。頻尿はあるものの，尿混濁や尿蛋白陰性であれば神経因性膀胱あるいは過活動膀胱と診断し，バップフォー®，ベシケア®などを処方する。前立腺肥大症が疑われる場合は体外式超音波で前立腺の大きさや内部エコーを詳しく観察する。一部に低エコー域がみられれば前立腺癌の存在を疑い，PSAを測定する。PSAが異常高値であれば，泌尿器科へ紹介する。前立腺肥大症に伴う夜間頻尿

であればユリーフ® やベタニス® などが適応となる。

　膀胱炎を繰り返す患者には予防薬が必要となる。膀胱炎を繰り返すたびにニューキノロンを服用すると耐性菌の問題が生じる。その場合は漢方薬を処方するとよい。猪苓湯㊵は排尿をスムーズにする作用があり，単に尿が少し濁ったとか，排尿時に違和感がある程度で，まだ膀胱刺激症状が現れない時期に2～3包服用すると膀胱炎への進展を防ぐことができる。

> ## Warning!!

●尿道膀胱と直腸は隣り合わせ

　直腸に多量の便が貯留し，そのために尿閉になった患者を経験したことがある。泌尿器科へ紹介したところ，便秘が原因であり摘便して尿閉が解除されたと報告され，消化器内科医として恥ずかしい思いをした。逆に便秘を主訴として消化器内科を受診した患者の便秘の原因が，尿閉による緊満した膀胱が直腸を圧迫していたためだったことがある。

MESSAGE

内科医にも泌尿器科的知識が必要と心得るべし！

---

47 こむら返り

Common knowledge

●こむら返りの基本

　明け方突然，けいれんを伴う下肢の激しい筋肉痛に襲われることがある。激しい運動を行うと筋肉内に乳酸が貯留し，また発汗に伴うナトリウムの喪失により，こむら返りを発症する。熱中症における筋肉のけいれんや，マラソン中に脇腹が痛くなるのも同じ原因である。

Must do

●診察と治療の基本

　診察時に症状を有することはほとんどなく，問診にて患者の訴えをよく聞き診断を決める。前日の行動から原因を推定する。下肢が疲れるほど長時間歩いたか，多量に発汗しなかったかなどを尋ねる。

　筋肉疲労と発汗には糖分と塩分を補う。特にスポーツドリンクの飲用を推奨する。こむら返りは就寝中の朝方に発症しやすいので，下肢が疲れるほど運動した日は，寝る前のスポーツドリンクを勧める。もし深夜にこむら返りを発症したら，芍薬甘草湯⑱を1包服用するように指示する。

> 症例　50歳代男性　　全身筋肉痛にはブドウ糖入り電解質補液を
> 　夏の炎天下，道路工事現場で交通整理を担当していた。気温は36度以上あり厚手の制服にヘルメットを着用していた。のどが渇き冷たい水を頻繁に飲んでいたが，全身の筋肉痛を発症し救急車にて搬送された。筆者が外来を担当していたので，その患者を診ることになった。意識は清明であったが，四肢および躯幹の筋肉が細かくけいれんしていた。**全身こむら返り**と診断し，ナトリウムとブドウ糖の入った補液を行い，約1,000 mLが入った時点でけいれんがおさまり，本人も筋肉痛の改善を自覚した。以後，同じような職場環境で働く場合は，スポーツドリンクを飲用するように指示した。

MESSAGE

こむら返り対策として予防と緊急処置が重要。

巻末附録

附録① 漢方処方のヒント

附録② 本文中で紹介した主な漢方薬

附録③ 漢方参考 Books

附録① 漢方処方のヒント

胸脇苦満（きょうきょうくまん）

左右の肋骨弓周辺の重圧感・圧迫感と，肋骨弓下の筋（腹直筋）の緊張と圧痛をいう。

患者は両膝関節を伸ばし，検者は肋骨弓下に両側母指球を揃えて置き頭側に滑り込ませるように腹直筋を圧迫する。痛みが強い方を優位所見として漢方薬を選択する。たとえば慢性膵炎では右の胸脇苦満が優位のことが多く，柴胡桂枝湯⑩を選択する。一方，長引く咳で左の胸脇苦満が強い場合は，咳止めとして小柴胡湯⑨を選択する。

瘀　血（おけつ）

血とは生体内を循環する赤色の液体であり，西洋医学の血液とほぼ同義である。この血の流通が障害され，流速が低下したり，うっ滞したり，血管外へ漏出したりすれば物質を流通させる役割ができていない。これを瘀血状態という。

患者は両膝関節を伸ばし，検者は左右臍傍，回盲部およびS状結腸部の圧痛と抵抗を確認する。寺澤捷年先生の「瘀血の診断基準」も参考に確認する。眼のまわりのクマ，手掌紅斑，顔面の色素沈着などがみられる患者では，瘀血症の可能性があると考え，診察を進めるとよい。桂枝茯苓丸㉕，当帰芍薬散㉓，加味逍遙散㉔などが代表的な駆瘀血剤である。

血　虚（けっきょ）

血の量が不足している病態を血虚という。

脱毛，爪の異常，眼精疲労，あかぎれ，下血などが血虚の病態である。芎帰膠艾湯(77)や温清飲(57)が代表的な漢方薬である。

本文中に出てくる漢方用語を解説します。

水　滞（すいたい）

　水は生体内の物質的側面を支える無色の液体である。
　水が偏在した病態を水滞といい，下痢，めまい，浮腫などが一般的症候である。
水滞を治療する目的で用いられる漢方薬を利水剤とよび，五苓散⑰，桂枝加朮附湯
⑱，防已黄耆湯⑳などが代表的な利水剤である。

気　虚（ききょ）

　気とは生命活動の根源的エネルギーであり，その気が不足した病態を気虚という。
　気虚になると，元気がなく疲れやすい，言葉に力がない，下痢しやすく食欲が乏
しいなどの症状が現れる。気虚に対して常用される代表的な漢方薬が補中益気湯
⑪，六君子湯⑬である。

虚　実（きょじつ）

　漢方薬を選択する上で，患者の気血の力が弱い状態「虚」か，充実した状態「実」
か，を区別する必要がある。
　同じ人でも日によって虚実は変化する。たとえば日頃は元気に活動している人
「実」でも，急性肺炎など消耗する疾患に罹患中は「虚」である。

寒　熱（かんねつ）

　生体が種々外因によって恒常性を乱された時，生体の呈する病状が熱性（熱感が
ある，体温の上昇など）であるか，寒性（冷感がある，局所の冷えがあるなど）で
あるかを区別することも重要である。
　同じ風邪症候群でも熱性であれば，体を冷やす生薬を構成成分とする漢方薬の適
応であり，逆に寒性であれば体を温める麻黄などを含む漢方薬を選択する。

JCOPY 88002-873

157

附録② 本文中で紹介したおもな漢方薬

漢方薬（ツムラ製品番号）	適応の症状や状態	処方例
葛根湯①	頭痛・肩こりを伴う感冒の初期で比較的体力のあるもの	片頭痛，筋収縮性頭痛
大柴胡湯⑧	上腹部の張り感と便秘傾向のある比較的体力のあるもの	脂質代謝異常（特に中性脂肪），肥満症，便秘症
小柴胡湯⑨	亜急性・慢性炎症性疾患	慢性肝炎，左胸脇苦満のある長引く咳嗽
柴胡桂枝湯⑩	発熱・悪寒・身体の痛みのある炎症性疾患	右胸脇苦満のある，慢性膵炎・胆道疾患・長引く咳嗽
柴胡加竜骨牡蛎湯⑫	比較的体力があるものの不眠・苛立ち	入眠障害，抗不安薬依存状態からの離脱
黄連解毒湯⑮	のぼせ気味でイライラする，比較的体力があるもの	皮膚搔痒症・西洋薬でコントロール困難な高血圧症
半夏厚朴湯⑯	気分がふさぎ，咽頭食道上部に異物感があるもの	神経性食道通過障害，空気嚥下症，不安神経症，パニック障害
五苓散⑰	体内水分代謝を正常に戻す	メニエール病，良性発作性頭位めまい症，リンパ浮腫，蜂窩織炎，急性下痢
桂枝加朮附湯⑱	関節変形のない関節痛・筋肉痛・神経痛	三叉神経痛，帯状疱疹に伴う神経痛，リウマチ筋痛症
小青竜湯⑲	水様鼻汁や喘鳴伴う咳嗽	水様鼻汁を伴う初期感冒，速効性を期待する花粉症（特にアレルギー性鼻炎）
防巳黄耆湯⑳	水太りタイプで膝関節が腫れて痛む	変形性膝関節症
消風散㉒	分泌物が多く痂皮形成傾向があり強い痒みのある皮膚病変	尋常性乾癬，慢性湿疹，アトピー性皮膚炎
当帰芍薬散㉓	足腰が冷えやすい虚弱なタイプの不定愁訴	更年期障害，月経不順，無月経，月経困難症

漢方薬（ツムラ製品番号）	適応の症状や状態	処方例
加味逍遙散（かみしょうようさん）㉔	精神不安などの精神神経症状および自律神経症状	更年期障害（特に空の巣症候群），多汗症，舌痛症
桂枝茯苓丸（けいしぶくりょうがん）㉕	体力が充実したタイプの瘀血症	月経困難症，子宮内膜症，末梢循環障害
麻黄湯（まおうとう）㉗	悪寒・発熱・倦怠感・筋肉痛などを伴う感冒の初期	インフルエンザ（成人，小児），インフルエンザ様症状の初期風邪症候群
麦門冬湯（ばくもんどうとう）㉙	痰の切れにくい咳	COPD，副鼻腔気管支症候群，舌痛症
呉茱萸湯（ごしゅゆとう）㉛	冷えを伴う反復する激しい頭痛	片頭痛，習慣性頭痛
人参湯（にんじんとう）㉜	新陳代謝機能が低下し，胃腸の働きが低下している	下痢型過敏性結腸症候群
半夏白朮天麻湯（はんげびゃくじゅつてんまとう）㊳	胃腸が虚弱で，冷え・頭痛・めまい	頭痛・めまい・朝が苦手な低血圧症
猪苓湯（ちょれいとう）㊵	尿量が減少し排尿が順調でない	慢性再発性膀胱炎の予防，尿混濁や排尿時違和感など膀胱炎の初期症状
補中益気湯（ほちゅうえっきとう）㊶	消化機能が衰え倦怠感がある	消耗性疾患における体力食欲低下，慢性疲労症候群，二日酔い
六君子湯（りっくんしとう）㊸	消化機能が衰え食欲不振や腹部膨満感	機能性胃腸症
十全大補湯（じゅうぜんたいほとう）㊽	病後の体力低下，倦怠感が著明	悪性腫瘍の再発防止，抗がん剤や放射線治療による副作用防止
荊芥連翹湯（けいがいれんぎょうとう）㊿	耳鼻咽喉科領域の慢性炎症，皮膚が浅黒い	急性・慢性の鼻炎，副鼻腔炎
抑肝散（よくかんさん）(54)	虚弱な体質で神経が昂ぶる	幻聴，幻覚，せん妄，チック障害
温清飲（うんせいいん）(57)	皮膚の色つやが悪く乾燥し，のぼせる	皮膚病変，血虚による症状（爪の変形，口腔内アフタ，褐色舌）
桂枝加芍薬湯（けいしかしゃくやくとう）(60)	腹部が引きつり痛む	渋り腹

漢方薬（ツムラ製品番号）	適応の症状や状態	処方例
防風通遥散62	脂肪太り体質で便秘傾向	肥満症
芍薬甘草湯68	急激に起きる筋肉のけいれん	こむら返り，腹筋けいれん
香蘇散70	胃腸虚弱で神経質，気うつ，感冒の初期	うつ傾向，高齢男性の感冒
芎帰膠艾湯77	血虚の出血，特に下血，性器出血，血尿など	潰瘍性大腸炎の出血，大腸憩室からの出血，脱毛症，血虚による症状
大黄甘草湯84	便秘の基本方剤	便秘症
大建中湯100	腹が冷えて痛み，腹部膨満感	癒着性イレウスの予防と治療
辛夷清肺湯104	粘調痰が咽にからみ咽頭痛や咳嗽	急性・慢性の鼻炎，副鼻腔炎，副鼻腔気管支症候群
牛車腎気丸107	下半身機能の低下，足腰の冷え，排尿困難	糖尿病神経障害，下肢痛
小柴胡湯加桔梗石膏109	熱感があり咽が腫れて痛む	急性扁桃炎，扁桃周囲炎
麻黄附子細辛湯127	悪寒が強いが熱感は少ない	高齢女性の感冒初期，冷えによって増悪する肩～上腕痛

附録③ 漢方参考 BOOKS

1) 柯　雪帆 編著, 兵頭　明 訳：中医弁証学. 東洋学術出版社, 千葉, 1999
2) 寺澤捷年：症例から学ぶ和漢診療学 第3版. 医学書院, 東京, 2011
3) 劉　渡舟 著, 勝田正泰 監訳, 生島　忍, 他 訳：中国傷寒論解説［続篇］基礎と方剤. 東洋学術出版社, 千葉, 1992
4) 花輪壽彦：漢方診療のレッスン 増補版. 金原出版, 東京, 2003
5) 劉　渡舟 著, 勝田正泰 監訳：中国傷寒論解説. 東洋学術出版社, 千葉, 2001
6) 高山宏世 編著：腹証図解漢方常用処方解説. 日本漢方振興会漢方三考塾, 東京, 2015
7) 大塚敬節, 矢数道明, 清水藤太郎：漢方診療医典. 南山堂, 東京, 2001
8) 昭和漢方生薬ハーブ研究会 編, 佐竹元吉, 伊田喜光, 根本幸夫 監：漢方210処方生薬解説―その基礎から運用まで―. じほう, 東京, 2001
9) 日本東洋医学会学術教育委員会 編：入門漢方医学. 南江堂, 東京, 2002
10) 松本克彦, 寇　華勝：舌診アトラス手帳. メディカルユーコン, 京都, 1994
11) 桑木崇秀：健保適用エキス剤による漢方診療ハンドブック 増補改訂版. 創元社, 大阪, 2012
12) 三瀦忠道：はじめての漢方診療十五話. 医学書院, 東京, 2005

あとがき

　病院勤務医 31 年および開業医 14 年の臨床経験で，印象に残った症例を中心に，主訴ごとにまとめているうちに 13 万余字の原稿ができあがった。一人の臨床医が経験する症例数は高が知れている。とはいえ一人一人の患者さんに懸命に向き合うことによって積み重ねた経験は，同様の症状を訴えて自分の目の前に居る患者さんを診療する際の参考になる。人間は，失敗体験に学び成長するといわれている。まったく同感である。毎日の診療では「これでよかったかな」と不安を覚えることばかりである。しかし失敗経験を思い出し，同じような失敗を繰り返すまい，と心に誓いながら注意深く対応すれば，失敗は徐々に減少し成功体験が増える。

　大いなる悩みや苦痛を訴える患者さんと一対一で向き合ったときに求められるのは，適切な判断のもとに勇気を持って対応を決定することである。全ての責任は担当医にある。眼の前の患者のただならぬ様子から重大な事態が発生していることを想定し，対応を急がなければならない。パソコン画面を見ていたら，この最も重要な診察過程を疎かにすることになる。ボタンの掛け違いをしてはならない。

　声掛けに対して反応が鈍かったり苦悶様顔貌であったりすれば，重大な事態が発生していると想定し，手短にバイタルをチェックする。血圧低下・脈拍数の増加・呼吸数の増加・皮膚の湿潤などの所見があれば，ショックあるいは前ショック状態である。そのような場合は，検査で手間取るよりも先に救急車の出動を要請した方がよい。

　多少時間的余裕があると判断すれば，まず主症状を重視し，頭の中で病名・病態をできるだけ絞り込み，頻度の高い疾患を想定する。現在の自分の病状とは無関係の過去の事実を思いつくがまま話す患者が多い。話の内容を取捨選択して，手短にこちらのペースで質問する。たとえばインフルエンザを疑ったら，高熱・悪寒・全身倦怠感・関節痛・筋肉痛など，診断の鍵となるような症候の有無を確認する。流行期であれば症状が多少合わないところがあろうと，普通感冒と即断しないでインフルエンザ抗原検査を行う。このように診断名を絞りながら診察を進めれば，無駄な検査を行わなくて済む。特に新患患者を診る時には集中力が勝負である。直前に診察した患者のことが気がかりだったり，自分自身の体調不良を気にしていたりしていては，集中力を欠き病名を絞り込めない。

　次に関連する症状を考慮に入れ，胸腹部の理学的所見をとる。胸部の理学的所見は当てにならないこともあるので，胸部単純 X 線検査，心電図，経皮酸素飽和度が参考になる。

一方腹部触診は、きわめて重要であり、これを怠ってはならない。多くの消化器疾患や腹部大動脈疾患では、触診所見によって診断の目途をつけることができる。前医で原因不明のショック状態の患者として紹介され、動脈血ガス分析を行おうと右鼠径部を露出したところ、巨大な大腿ヘルニアの嵌頓を発見し、直ちに外科へ手術を依頼したことがある。動脈血酸素飽和度測定で済まそうとしていたら発見が遅れてしまっていたのではないかと思うと冷や汗が出た。

検査は診断の補助手段である。想定した病態と検査結果との間に乖離がみられることがある。その場合は検査結果より寧ろ、問診と理学的所見から想定した疾患を重視する。症状から急性心筋梗塞を疑っていても心電図で明らかな変化が認められないと、心筋梗塞を否定し胸痛症として帰宅させてしまうかもしれない。急性左心不全を想定し病院循環器内科に紹介したところ、心エコーで駆出率が正常だから左心不全ではないと結論付けられ、気管支喘息と診断され帰宅させられた超高齢者を経験した。拡張不全による左心不全であり利尿薬で軽快した。検査結果を重視し過ぎたことによる誤診だった。オーダーした検査項目が的外れでは、検査結果は診断の役に立たない。

自分には荷が重いと思われる患者でも、門前払いをしないでまず話を聞いてみよう。自分がこれまで経験したことがないような症状を訴える場合は、必要最小限の検査を行っておよその見当をつけてみよう。重篤な病状の患者であれば病院へ紹介する。再度受診してもらい、その時に結果を説明すればよいと思われる軽症の患者の場合はゆっくり検討し、自分自身の臨床力では無理と判断したら病院専門医へ紹介しよう。病院からの返事を参考にして、次は自分で診られるような病気なのか否かを記憶に留めよう。これを繰り返しているうちに自分の守備範囲を拡げることができる。

開業医は一人で全てを判断しなければならない。臆病になり過ぎてもいけないし、無鉄砲な医療を行ってもいけない。医師は治療結果に対して全責任を負わなければならない。現在自分が置かれている環境、医師としての経験、自分のできる医療技術などの要素を客観的に勘案し、できることとできないことを明確に区別し、自分のできる最善の医療を行うことによって、医療人としての自己研鑽を積むことができる。それが自分のクリニックを訪れる患者さんの利益になるし、開業医として自信を深めることにもなる。

永井賢司

索　引

A
ANCA 関連血管炎……37

B
Banti 症候群……73
Brugada 症候群……106

C
chylomicron(CM)……113

D
Dubin-Johnson 症候群……63

E
EB ウイルス感染……12

G
Gilbert 病……63

H
HDL……113

I
IgA 血管炎……19, 55
IgA 腎症……123
IgG4 関連自己免疫性膵炎……64
IgG4 関連疾患……124

L
LDL……113
LDL アフェレーシス……114

N
non-dripper……100
NT-proBNP……45, 95

P
PL 顆粒……12
pseudo-kidney sign……71
PTH 製剤……24

R
Rotor 型黄疸……63

S
sick cell syndrome……130
S 状結腸癌……71

V
VLDL……113

あ
亜急性甲状腺炎……19
悪性症候群……20, 145
悪性貧血……107
悪性リンパ腫……97
アトピー咳嗽……12
アニサキス腸症……55
アミラーゼ……52
アルゴンプラズマ……74

い
胃アニサキス症……50
異型狭心症……40
医原性急性副腎不全……92
萎縮性胃炎……107
萎縮性甲状腺炎……115, 142
胃食道逆流症……85
胃切除後の無酸症……107
一過性脳虚血……59
インスリン自己免疫症候群……89
インスリン抵抗性……117
咽頭膿瘍……81

う
ウイルス性髄膜炎……17
ウイルス性腸炎……66
ウェゲナー肉芽腫……15
右心不全……93, 104
温清飲(うんせいいん)(57)……151

え
エコノミークラス症候群……39, 93
エルシニア菌……66
エンドトキシンショック……47

お
黄色ブドウ球菌食中毒……66
横紋筋融解症……115
黄連解毒湯(おうれんげどくとう)⑮……100, 151
瘀血症(おけつしょう)……148

か
外因性 Ch……113
潰瘍性大腸炎……67
下顎骨壊死……133
下垂体前葉機能低下症……91
家族性高脂血症Ⅱb……114
葛根湯(かっこんとう)①……10, 12, 25
褐色細胞腫……101, 105
加味逍遙散(かみしょうようさん)㉔……134, 144, 151
肝硬変……73
癌性胸膜炎……109
完全右脚ブロック……106
感染性腸炎……66
完全房室ブロック……105
肝膿瘍……18
カンピロバクター菌感染……66

き
気管支喘息発作……44
木靴型心横位……103
亀背……61
脚ブロック……105
逆流性食道炎……85
芎帰膠艾湯(きゅうききょうがいとう)(77)……67, 125
急性胃粘膜病変……50, 73
急性喉頭蓋炎……14, 17, 81

急性左心不全 …………………… 44
急性糸球体腎炎 ………………… 125
急性心内膜炎 …………………… 19
急性胆囊炎 ……………………… 60
急性虫垂炎 ……………………… 59
急性虫垂炎による炎症性腫瘤
………………………………… 71
急性副腎機能不全 ……………… 91
急性扁桃炎 ……………………… 11
胸郭出口症候群 ………………… 135
胸脇苦満(きょうきょうくまん)
…………………………… 11, 149
虚血性心疾患 …………………… 106
虚血性大腸炎 …………………… 69
起立性低血圧症 ………………… 30
筋収縮性頭痛 …………………… 25

く

クッシング症候群 ……………… 121
くも膜下出血 …………………… 27
グルクロン酸抱合 ……………… 63
クローン病 ………………… 67, 90
群発頭痛 ………………………… 26

け

荊芥連翹湯(けいがいれんぎょう
とう)㊿ ………………… 17, 34
桂枝加朮附湯(けいしかじゅつぶ
とう)⑱ ………………… 40, 134
桂枝茯苓丸(けいしぶくりょうが
ん)㉕ …………………… 134, 148
月経過多 ………………………… 107
結腸憩室出血 …………………… 75
下痢型過敏性腸症候群 ………… 67

こ

高 ALP 血症 …………………… 111
抗 GBM 抗体型急速進行性
　糸球体腎炎 …………………… 80
高 LDH 血症 …………………… 111
高 LDL 血症 …………………… 113
高ガストリン血症 ……………… 86

硬化性胆管炎 …………………… 64
高カルシウム血症 ……………… 131
抗凝固薬 ………………………… 77
抗血小板薬 ……………………… 77
好酸球性胃腸炎 ………………… 55
高脂血症膵炎 …………………… 114
甲状腺機能亢進症 ……………… 105
甲状腺機能低下症 …… 94, 141
香蘇散(こうそさん)⑦⓪
………………………… 11, 144, 151
高ナトリウム血症 ……………… 130
更年期障害 ……………………… 143
後腹膜線維症 …………………… 124
絞扼性イレウス ………………… 53
黒色タール便 …………………… 74
牛車腎気丸(ごしゃじんきがん)⑩⑤
………………………………… 134
呉茱萸湯(ごしゅゆとう)㉛ …… 25
骨髄異形成症候群 …… 23, 108, 109
骨盤腹膜炎 ……………………… 18
五苓散(ごれいさん)⑰ ‥ 26, 30, 75
コレラ …………………………… 66

さ

細菌性腸炎 ……………………… 66
柴胡加竜骨牡蛎湯(さいこかりゅ
うこつぼれいとう)⑫
………………………… 144, 147, 151
柴胡桂枝湯(さいこけいしとう)⑩
…………………………… 11, 52
左室駆出率 ……………………… 45
サルモネラ菌食中毒 …………… 66
酸化 LDL ……………………… 113
三叉神経痛 ……………………… 136

し

シェーグレン症候群 …………… 135
子宮筋腫 ………………………… 107
自己免疫性肝炎 ………………… 112
自己免疫性膵炎 ………………… 56
自然気胸 ………………………… 38
シックデイ ……………………… 118

縦隔気腫 ………………………… 38
縦隔腫瘍 ………………………… 14
収縮性心囊炎 …………………… 104
粥状動脈硬化 …………………… 113
出血性膀胱炎 …………………… 125
小球性低色素性貧血 …………… 107
上行結腸憩室炎 ………………… 71
小柴胡湯(しょうさいことう)⑨
………………………………… 11
小柴胡湯加桔梗石膏(しょうさい
ことうかききょうせっこう)⑩⑨
………………………………… 12
小青竜湯(しょうせいりゅうとう)
⑲ ………………… 10, 25, 139
常染色体優性囊胞腎 …… 102, 124
上腸間膜動脈症候群 …………… 59
小脳腫瘍 ………………………… 61
消風散(しょうふうさん)㉒ … 151
食道アカラシア …………… 61, 83
食道カンジダ症 ………………… 83
食道静脈瘤 ……………………… 73
食道腺癌 ………………………… 84
食道裂孔ヘルニア ……………… 85
徐脈頻脈症候群 ………………… 106
辛夷清肺湯(しんいせいはいとう)
⑩④ ………………… 11, 17, 34
腎盂癌 …………………………… 125
心胸郭比 ………………………… 103
神経性食道通過障害 …………… 83
心原性ショック ………………… 47
腎硬化症 ………………………… 122
腎臓癌 …………………………… 125
心臓喘息 ………………………… 44
迅速インフルエンザ抗原検査
………………………………… 10
腎尿管結石 ……………………… 125
深部静脈血栓症 ………………… 93
心房細動 ………………………… 46

す

膵石症 …………………………… 118
膵体部癌 ………………………… 118

膵頭部癌 ················· 118
スキルス胃癌 ············· 90
スティーブンス・ジョンソン
　症候群 ················· 128

せ

正球性正色素性貧血 ······· 107
正常圧水頭症 ············· 141
清熱作用 ················· 101
咳喘息 ·················· 12
赤痢 ··················· 66
切診 ··················· 148
舌痛 ··················· 135
線維筋痛症 ··············· 136
全身こむら返り ··········· 154

そ

早期覚醒 ················· 146
総コレステロール値 ······· 115
続発性副腎機能不全 ······· 144
粟粒結核 ················· 18

た

大黄甘草湯(だいおうかんぞうと
　う)⑧⑭ ················· 151
体格指数 ················· 119
大球性高色素性貧血 ····· 88, 107
太極拳 ·················· 133
大建中湯(だいけんちゅうとう)
　⑩⑩ ··················· 53
大柴胡湯(だいさいことう)⑧
　·················· 114, 151
体質性黄疸 ··············· 62
帯状疱疹後神経痛 ·········· 40
大動脈解離 ··············· 40
多発性筋炎 ··············· 19
多発性骨髄腫による腎不全 ··· 131
胆石症発作 ··············· 60
ダンピング症状 ··········· 88

ち

中毒性巨大結腸 ··········· 68

腸炎ビブリオ食中毒 ········ 66
腸間膜動脈血栓症 ·········· 53
腸結核 ·················· 90
猪苓湯(ちょれいとう)⑭ ······· 153

て

低 HDL 血症 ············· 113
低アルブミン血症 ·········· 93
低カリウム血症 ··········· 130
低カリウム性周期性四肢麻痺
　····················· 69
低ナトリウム血症 ····· 91, 130
鉄欠乏性貧血 ············· 107
伝染性単核症 ············· 11

と

当帰芍薬散(とうきしゃくやくさ
　ん)㉓ ··············· 144, 148
糖尿病ケトアシドーシス ···· 130
糖尿病腎症 ··············· 122
洞頻拍/洞頻脈 ············ 46
特発性浮腫 ··············· 94
トリプシン ··············· 52

な

内因性 Ch ··············· 113
内臓脂肪蓄積型 ··········· 119

に

乳腺の子宮内膜症 ········· 149
入眠障害 ················· 146
尿中 NTX ··············· 132
人参湯(にんじんとう)㉜ ······· 67

ね

ネフローゼ症候群 ·········· 94
粘液水腫 ············· 94, 104

の

脳梗塞 ·················· 30
脳腫瘍 ·················· 26
脳循環不全 ·········· 30, 59, 100

脳内の占拠性疾患 ·········· 59
ノロウイルス ············· 66

は

パーキンソン病薬 ·········· 20
肺結核 ·················· 12
肺扁平上皮癌 ············· 37
肺門リンパ節腫大 ·········· 14
白衣高血圧 ··············· 99
麦門冬湯(ばくもんどうとう)㉙
　·················· 11, 34, 134
バセドウ病 ············· 48, 91
バレット食道 ············· 84
汎下垂体機能前葉低下症 ····· 92
汎下垂体前葉機能不全症 ···· 130
晩期低血糖 ··············· 88
半夏厚朴湯(はんげこうぼくとう)
　⑯ ··············· 79, 83, 144, 151
半夏白朮天麻湯(はんげびゃく
　じゅつてんまとう)㊲ ········· 30
パンコースト腫瘍 ·········· 39

ひ

皮下脂肪型 ··············· 119
ビスフォスフォネート製剤 ···· 132
ビタミン D ··············· 133
皮膚筋炎 ················· 19
病原性大腸菌 O-157 ········ 66
頻脈性不整脈 ············· 105

ふ

副鼻腔気管支症候群 ········ 11
腹部大動脈瘤 ············· 69

へ

閉塞性黄疸 ··············· 63
ベーチェット病 ··········· 90
ペットボトル症候群 ········ 91
ヘルペス脳炎 ········· 17, 27
片頭痛 ·················· 26

急性左心不全 ……………………… 44
急性糸球体腎炎 ………………… 125
急性心内膜炎 ……………………… 19
急性胆嚢炎 ………………………… 60
急性虫垂炎 ………………………… 59
急性虫垂炎による炎症性腫瘤
……………………………………… 71
急性副腎機能不全 ……………… 91
急性扁桃炎 ………………………… 11
胸郭出口症候群 ………………… 135
胸脇苦満（きょうきょうくまん）
………………………………… 11, 149
虚血性心疾患 …………………… 106
虚血性大腸炎 ……………………… 69
起立性低血圧症 …………………… 30
筋収縮性頭痛 ……………………… 25

く

クッシング症候群 ……………… 121
くも膜下出血 ……………………… 27
グルクロン酸抱合 ………………… 63
クローン病 …………………… 67, 90
群発頭痛 …………………………… 26

け

荊芥連翹湯（けいがいれんぎょう
とう）㊿ ……………………… 17, 34
桂枝加朮附湯（けいしかじゅつぶ
とう）⑱ ……………………… 40, 134
桂枝茯苓丸（けいしぶくりょうが
ん）㉕ ………………………… 134, 148
月経過多 ………………………… 107
結腸憩室出血 ……………………… 75
下痢型過敏性腸症候群 ………… 67

こ

高 ALP 血症 ……………………… 111
抗 GBM 抗体型急速進行性
　糸球体腎炎 …………………… 80
高 LDH 血症 …………………… 111
高 LDL 血症 …………………… 113
高ガストリン血症 ………………… 86

硬化性胆管炎 ……………………… 64
高カルシウム血症 ……………… 131
抗凝固薬 …………………………… 77
抗血小板薬 ………………………… 77
好酸球性胃腸炎 …………………… 55
高脂血症膵炎 …………………… 114
甲状腺機能亢進症 ……………… 105
甲状腺機能低下症 ………… 94, 141
香蘇散（こうそさん）⑦
………………………… 11, 144, 151
高ナトリウム血症 ……………… 130
更年期障害 ……………………… 143
後腹膜線維症 …………………… 124
絞扼性イレウス …………………… 53
黒色タール便 ……………………… 74
牛車腎気丸（ごしゃじんきがん）⑩
……………………………………… 134
呉茱萸湯（ごしゅゆとう）㉛ …… 25
骨髄異形成症候群 …… 23, 108, 109
骨盤腹膜炎 ………………………… 18
五苓散（ごれいさん）⑰ ‥ 26, 30, 75
コレラ ……………………………… 66

さ

細菌性腸炎 ………………………… 66
柴胡加竜骨牡蛎湯（さいこかりゅ
うこつぼれいとう）⑫
………………………… 144, 147, 151
柴胡桂枝湯（さいこけいしとう）⑩
………………………………… 11, 52
左室駆出率 ………………………… 45
サルモネラ菌食中毒 ……………… 66
酸化 LDL ………………………… 113
三叉神経痛 ……………………… 136

し

シェーグレン症候群 …………… 135
子宮筋腫 ………………………… 107
自己免疫性肝炎 ………………… 112
自己免疫性膵炎 …………………… 56
自然気胸 …………………………… 38
シックデイ ……………………… 118

縦隔気腫 …………………………… 38
縦隔腫瘍 …………………………… 14
収縮性心嚢炎 …………………… 104
粥状動脈硬化 …………………… 113
出血性膀胱炎 …………………… 125
小球性低色素性貧血 …………… 107
上行結腸憩室炎 …………………… 71
小柴胡湯（しょうさいことう）⑨
……………………………………… 11
小柴胡湯加桔梗石膏（しょうさい
ことうかききょうせっこう）⑩
……………………………………… 12
小青竜湯（しょうせいりゅうとう）
⑲ …………………………… 10, 25, 139
常染色体優性嚢胞腎 …… 102, 124
上腸間膜動脈症候群 ……………… 59
小脳腫瘍 …………………………… 61
消風散（しょうふうさん）㉒ … 151
食道アカラシア ……………… 61, 83
食道カンジダ症 …………………… 83
食道静脈瘤 ………………………… 73
食道腺癌 …………………………… 84
食道裂孔ヘルニア ………………… 85
徐脈頻脈症候群 ………………… 106
辛夷清肺湯（しんいせいはいとう）
⑩ …………………………… 11, 17, 34
腎盂癌 …………………………… 125
心胸郭比 ………………………… 103
神経性食道通過障害 ……………… 83
心原性ショック …………………… 47
腎硬化症 ………………………… 122
腎臓癌 …………………………… 125
心臓喘息 …………………………… 44
迅速インフルエンザ抗原検査
……………………………………… 10
腎尿管結石 ……………………… 125
深部静脈血栓症 …………………… 93
心房細動 …………………………… 46

す

膵石症 …………………………… 118
膵体部癌 ………………………… 118

膵頭部癌 118
スキルス胃癌 90
スティーブンス・ジョンソン症候群 128

せ

正球性正色素性貧血 107
正常圧水頭症 141
清熱作用 101
咳喘息 12
赤痢 66
切診 148
舌痛 135
線維筋痛症 136
全身こむら返り 154

そ

早期覚醒 146
総コレステロール値 115
続発性副腎機能不全 144
粟粒結核 18

た

大黄甘草湯(だいおうかんぞうとう)⑧④ 151
体格指数 119
大球性高色素性貧血 88, 107
太極拳 133
大建中湯(だいけんちゅうとう)⑩⓪ 53
大柴胡湯(だいさいことう)⑧ 114, 151
体質性黄疸 62
帯状疱疹後神経痛 40
大動脈解離 40
多発性筋炎 19
多発性骨髄腫による腎不全 131
胆石症発作 60
ダンピング症状 88

ち

中毒性巨大結腸 68
腸炎ビブリオ食中毒 66
腸間膜動脈血栓症 53
腸結核 90
猪苓湯(ちょれいとう)㊵ 153

て

低 HDL 血症 113
低アルブミン血症 93
低カリウム血症 130
低カリウム性周期性四肢麻痺 69
低ナトリウム血症 91, 130
鉄欠乏性貧血 107
伝染性単核症 11

と

当帰芍薬散(とうきしゃくやくさん)㉓ 144, 148
糖尿病ケトアシドーシス 130
糖尿病腎症 122
洞頻拍/洞頻脈 46
特発性浮腫 94
トリプシン 52

な

内因性 Ch 113
内臓脂肪蓄積型 119

に

乳腺の子宮内膜症 149
入眠障害 146
尿中 NTX 132
人参湯(にんじんとう)㉜ 67

ね

ネフローゼ症候群 94
粘液水腫 94, 104

の

脳梗塞 30
脳腫瘍 26
脳循環不全 30, 59, 100
脳内の占拠性疾患 59
ノロウイルス 66

は

パーキンソン病薬 20
肺結核 12
肺扁平上皮癌 37
肺門リンパ節腫大 14
白衣高血圧 99
麦門冬湯(ばくもんどうとう)㉙ 11, 34, 134
バセドウ病 48, 91
バレット食道 84
汎下垂体機能前葉低下症 92
汎下垂体前葉機能不全症 130
晩期低血糖 88
半夏厚朴湯(はんげこうぼくとう)⑯ 79, 83, 144, 151
半夏白朮天麻湯(はんげびゃくじゅつてんまとう)㊲ 30
パンコースト腫瘍 39

ひ

皮下脂肪型 119
ビスフォスフォネート製剤 132
ビタミン D 133
皮膚筋炎 19
病原性大腸菌 O-157 66
頻脈性不整脈 105

ふ

副鼻腔気管支症候群 11
腹部大動脈瘤 69

へ

閉塞性黄疸 63
ベーチェット病 90
ペットボトル症候群 91
ヘルペス脳炎 17, 27
片頭痛 26

ほ

防已黄耆湯（ぼういおうぎとう）⑳
 ……………………………… 120, 151
蜂窩織炎 ……………………………… 94
膀胱腫瘍 …………………………… 125
防風通聖散（ぼうふうつうしょう
 さん）㉒ ……………… 120, 151
補中益気湯（ほちゅうえっきとう）
 ㊶ …… 18, 34, 79, 138, 144, 151
ホルモン補充療法（HRT）…… 148
本態性高血圧症 …………………… 101

ま

麻黄湯（まおうとう）㉗
 ……………………… 10, 12, 17, 25
麻黄附子細辛湯（まおうぶしさい
 しんとう）⑫ ……… 10, 134
マロリー・ワイス症候群 ……… 73
慢性下痢 ……………………………… 67
慢性硬膜下血腫 …………… 80, 141
慢性腎臓病 ………………………… 122
慢性疲労症候群 …………… 138, 143
慢性副鼻腔炎 ……………………… 11

み

味覚欠如 ……………………………… 80

む

無顆粒球症 ………………………… 19
無症候性蛋白尿 ………………… 122

め

メタボリック症候群 …… 121, 127
メッケル憩室 ……………………… 74
メニエール病 ………………… 30, 59

や

薬剤性肝内胆汁うっ滞 ………… 63

ゆ

幽門狭窄 ……………………………… 59

よ

癒着性イレウス ……………… 53, 59

よ

溶血性黄疸 ………………………… 62
溶血性尿毒症症候群 …………… 66
腰痛体操 …………………………… 133

ら

卵巣嚢腫 …………………………… 54

り

リウマチ筋痛症 ………………… 135
六君子湯（りっくんしとう）㊸ … 79
リパーゼ …………………………… 52
良性発作性頭位めまい症 … 30, 59
リンパ浮腫 ………………………… 94

ろ

ロタウイルス ……………………… 66

【著者プロフィール】

永井　賢司 （ながい　けんじ）

医学博士
愛知県安城市出身
1968 年　愛知県立岡崎高等学校卒業
1974 年　名古屋大学医学部卒業
　　　　　大垣市民病院にて初期研修
1978 年　静岡県立薬科大学研究生
1980 年　名古屋大学病院医員
1984 年　静岡厚生病院内科医長
1994 年　国家公務員共済組合連合会東海病院診療部長
2005 年　千種ながいクリニック院長
2015 年　ながい消化器内科クリニック院長
2001 年から名古屋東生活習慣病研究会代表世話人

専門分野
消化器内科（特に膵臓病学　消化管ホルモン）

著書
「がん」は付き合い方次第〜一内科医からの提言〜　小学館スクウエア
東西医学融合医療は難治性疾患の救世主となるか　南山堂（近日発刊予定）

ながい消化器内科クリニック
〒 464-0807　名古屋市千種区東山通 1-16
TEL 052-781-2371　FAX 052-781-2372

ⓒ2019　　　　　　　　　　　　　　　　第 1 版発行　2019 年 1 月 10 日

誰にも聞けない開業医のための悩める初診外来　（定価はカバーに表示してあります）
外来はイロイロあって上達する

検　印 省　略		著　者	永　井　賢　司
		発行者	林　　峰　子
		発行所	株式会社 新興医学出版社

〒113-0033　東京都文京区本郷6丁目26番8号
電話　03(3816)2853　　FAX　03(3816)2895

印刷　三報社印刷株式会社　　　ISBN978-4-88002-873-6　　郵便振替　00120-8-191625

・本書の複製権・翻訳権・上映権・譲渡権・公衆送信権（送信可能化権を含む）
　は株式会社新興医学出版社が保有します。
・本書を無断で複製する行為（コピー，スキャン，デジタルデータ化など）は，
　著作権法上での限られた例外（「私的使用のための複製」など）を除き禁じら
　れています。研究活動，診療を含み業務上使用する目的で上記の行為を行う
　ことは大学，病院，企業などにおける内部的な利用であっても，私的使用には
　該当せず，違法です。また，私的使用のためであっても，代行業者等の第三者
　に依頼して上記の行為を行うことは違法となります。
・ JCOPY 〈出版者著作権管理機構　委託出版物〉
　本書の無断複製は著作権法上での例外を除き禁じられています。複製される
　場合は，そのつど事前に，出版者著作権管理機構（電話 03-3513-6969，
　FAX03-3513-6979，e-mail：info@jcopy.or.jp）の許諾を得てください。